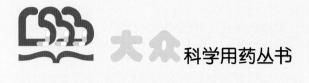

大众科学用药丛书

总 主 编 **李一石**

高血压病用药

主 编 李一石 刘力生

U0224316

中国协和医科大学出版社

图书在版编目（CIP）数据

高血压病用药／李一石编著. —北京：中国协和医科大学出版社，2011.8
（大众科学用药丛书）
ISBN 978-7-81136-531-3

Ⅰ. ①高… Ⅱ. ①李… Ⅲ. ①高血压-用药法 Ⅳ. R544.105

中国版本图书馆 CIP 数据核字（2011）第 138423 号

国家重大科技专项经费资助
课题编号：2008ZX09312-018-2

大众科学用药丛书
高血压病用药

主　　编：李一石　刘力生
责任编辑：韩　鹏
助理编辑：杨小杰

出版发行：**中国协和医科大学出版社**
　　　　　（北京东单三条九号　邮编 100730　电话 65260378）
网　　址：www.pumcp.com
经　　销：新华书店总店北京发行所
印　　刷：北京兰星球彩色印刷有限公司

开　　本：700×1000　1/16 开
印　　张：14.25
字　　数：160 千字
版　　次：2015 年 8 月第一版　　2015 年 8 月第一次印刷
印　　数：1—5000
定　　价：38.00 元

ISBN 978-7-81136-531-3

高血压病用药

主　　编　李一石　刘力生

编委会主任　何界生

编委名单（按姓氏拼音排序）

陈国良　樊朝美　黄　岩　黄一玲　贾友宏

蒋　文　蒋雄京　景林德　李一石　刘　红

刘力生　刘立伟　刘玉清　娄　莹　田　蕾

王　文　吴　瑛　许　莉　闫丽荣　张叶萍

前　言

　　高血压是一种古老的疾病，一百多年前 Riva-Rocci 发明了袖带血压计后，医学界才对高血压的生理和病理意义有了逐渐的认识。即使是这样，曾经有很长一段时间，人们并不把高血压看作是一种必须治疗的疾病。血压增高被认为是人类应对外部环境或是突发事件的一种反应，是人类对抗外界变化的一种有利的自我保护结果。随着医学逐步发展，尤其 20 世纪 60 年代后，人们逐渐认识到，经常性的、连续的血压升高，会损害健康，导致心、脑、肾等重要器官功能减退，导致高血压患者致残、丧失劳动力、失去正常生活的能力、生活质量明显下降，甚至危及生命。因此，一旦确诊为高血压病，就应在医生的指导下接受治疗。

　　如何选择降压药物，服药期间又需注意哪些问题呢？对于降压治疗后血压水平接近正常的患者，是否可以停药等，这些都是人们迫切想知道的问题。高血压病是一种慢性病，需要长期服药、长期随访，不论是患者本身还是家人，掌握一些基本的高血压用药常识是非常必要的。由于医学是一门复杂、多学科交叉的特殊学科，非医学专业人员尤其是广大群众在阅读药品说明书和理解疾病的诊治方式、方法上存在着明显的理解困难，例如，我们有时候从互联网上读到各种不同的观点，甚至对于有的问题莫衷一是，使人越读越感到困扰，因此，除了定期到医院复查看病，寻求专业人士的悉心指导之外，究竟应该如何做好日常的高血压医药保健，是高血压患者的一个重要问题。

　　本书正是从大众的需求出发，面向的读者是缺乏医学知识的普通大众。内容上从高血压病的危害、如何诊断高血压病、高血压病的分类分级、高血压病的预防治疗，到治疗高血压病常用的处方药，分门别类地进行了较为详细的介绍。每一种药物围绕着最具权威的药品说明书，主要介绍药物的适应证、禁忌证、用法用量、主要不良反应、注意事项等问题，解答高血压病患者服药过程中可能遇到的问题。本书用通俗的语言解释医生常会谈到的专业名词，相信您读了之后一定能够了解一些简单的常识。本书的每一位作者都是长年工作在心血管临床治疗一线的经验丰富的专科医生，值得您信赖。阅读时，请您务必读完本书后附的"药品说明书的解读"，可以清楚地了解说明书中谈到的每一部分内容的重要性，然后再从每一类药物的概括说明开始，逐步去读您感兴趣的具体药物品种。当然，书中描述的一些情况可能与您的医生告诉您的情况不完全一致，可能由于每一个患者都有特殊的个别的病情，此时请您一定遵循您的医生告知您的诊治方案去检查、治疗。

我们衷心地希望每一位读者能够从书中获得准确可靠的专业知识，更好地理解医生的诊疗过程，放心地遵从医嘱用药。

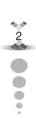

李一石

2015 年 7 月

目 录

3

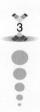

第一部分

正确认识
高血压病的防治

一、认识高血压的危害

大家都知道，血压是最基本的生命体征，也就是人体的血压在合适的范围，人才能存活。如果血压过低，人体的器官得不到足够的血液供应，就无法维持正常的功能，甚至死亡；如果血压超过合适的范围，也就是高血压，会发生什么情况呢？很久以前，人们并不知道如何测量血压，医生通过"把脉"，根据脉搏的硬度大概估计血压的高低，直到一百多年前意大利科学家 Riva-Rocci 发明了袖带血压计，人们才有了测量血压的工具，并沿用到现在。即使有了血压计，医生在随后很长一段时间并未认识到血压过度升高是需要治疗的，误认为血压增高仅是人类对外界变化应激的一种自我保护反应。20 世纪 50 年代西方一些人寿保险公司的调查发现，持续血压升高的人发生心脏、大脑、肾脏等重要器官疾病明显增加，寿命缩短，于是认识到血压过度升高是有害的。

对于高血压的判定有过一些不同意见，经过半个多世纪的大量调查研究，现在国际医学界人为地规定：如果连续 3 次非同日测量血压，收缩压达到 140mmHg 和（或）舒张压达到 90mmHg，二者具备其一，就达到高血压的诊断标准了。高血压会危害身体的心、脑、肾等脏器，在持续高血压的作用下，人体血管功能受损，可导致脑卒中、急性心肌梗死、心力衰竭、周围血管病变、肾功能衰竭、认知障碍甚至死亡。高血压人群患有心血管病的比例和因心血管病死亡的比例均明显高于血压正常人群。全国性高血压抽样调查结果表明，目前中国每年约有 150 万人因血压升高而过早死亡。已经有充分证据表明高血压是我国居民最常见的慢性病，普查表明我国 18 岁以上成人高血压患病率持续增长，估计目前约 2 亿人患高血压，也就是每 10 个成人中有 2 人患高血压。心脑血管病死亡居我国居民死亡原因首位，已成为威胁健康的重大疾病。心脑血管病的发生和死亡一半以上与高血压有关，而降低高血压患者的血压水平，可明显减少脑卒中风险及心脏病风险，因此，控制高血压是防治心脑血管病的关键。2009 年国家发布新医改方案，将高血压管理纳入社区卫生服务工作的内容。

二、知晓自己是否患有高血压

平日我们用血压计测到的血压，是指血液在血管里流动，对血管壁产生的侧压力。心脏的每一次跳动过程包含心脏的一次收缩和一次放松，当心脏收缩向全身排出血液的时候，血压开始上升达到最高值为收缩压，俗称"高压"。当心脏放松舒张时，血压迅速下降，当血压降低到最低值称为舒张压，俗称"低压"。一天之内，一个人的血压会有一定范围的波动，而且每个人的血压波动也不完全一样，我们称之为个体血压差异。通常，人在安静的状态下，医生按照事先规定好的一套统一标准测量血压的方法，包括使用的血压表也是有严格规定的，在不同日 3 次测量血压，收缩压达到 140mmHg 或舒张压达到 90mmHg，二者具备其一，就达到高血压的诊断标准了。既往有高血压史，目前正在服用抗高血压药，血压虽低于 140/90mmHg，也应诊断为高血压。

高血压通常无自觉症状，有半数患者血压升高了，却没有任何不舒服的感觉，这也是很大一部分人没有及时看病的最主要原因。这些患者往往出现了心脏、脑或肾脏的严重并发症去就医时，才发现自己患有严重高血压。我国有一项研究显示，在接受调查的高血压人群中，有 70% 并不知道自己有高血压。因此，高血压俗称"无声杀手"。建议正常成年人至少每 2 年测量 1 次血压，利用各种机会将高血压检测出来。如在日常诊疗过程中检测血压；利用各种公共活动场所，如老年活动站、单位医务室、居委会、血压测量站等测量血压；通过各类体检、健康体检、建立健康档案等机会测量血压；利用各种公共场所安放的半自动或自动电子血压计，自测血压；提倡在家里自测血压。

血压值是高血压诊断和疗效评估及考核的主要指标，因此应当正确测量血压。血压测量要点：①应使用合格的水银柱血压计或符合国际标准的上臂式电子血压计；②规范血压测量操作程序，如实记录血压数值；③测压前被测者至少安静休息 5 分钟，被测者取坐位，测压时安静、不讲话、肢体放松；④袖带大小合适，紧缚上臂，袖带与心脏处于同一水平；⑤听诊以柯氏音第一音（刚出现）为收缩压，以柯氏音第五音（消失音）为舒张压；⑥两次血压测量间隔时间 1~2 分钟；⑦使用水银柱血压计测量，则血压读数取偶数，读数精确到 2mmHg；使用上臂式电子血压计测量时，以显示的血压读数为准。

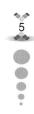

三、血压升高的原因

导致血压升高的原因很多，对于原发性高血压来说，往往是在一定的遗传因素参与下，通过多种环境因素的共同作用，使得人体自身正常血压调节失去平衡而发病。高血压与遗传的关系密不可分，虽然父母患高血压其子女不一定就患高血压，但子女日后患高血压的比例要比正常血压的父母所生的后代患高血压的机会大得多。高血压的患病率随着年龄的增长而增长，年龄与收缩压增高呈线性正相关，但舒张压在 55 岁左右达到高峰，随后缓慢下降。总体上说年龄越大，发生高血压的可能性就越大。但就个体而言，发生高血压的年龄有很大的变数，有的人很年轻就患上高血压，而有的人则一辈子血压正常。

依据流体力学原理，人体的动脉血压由三个因素（左心室射血、有效的血液容量和血管阻力）决定，无论哪个因素增加均会导致血压增高，反之则降低。例如，血容量增多、心脏收缩力增强、血管收缩阻力增加、血管壁增厚、血液黏稠度增高等均可导致血压升高。相当比例的高血压患者对钠盐（主要成分氯化钠）敏感，摄入的钠盐能使全身体液容量增大，最终导致血压升高。人体内有一个重要的血压调节系统叫肾素—血管紧张素—醛固酮系统，这个系统通过一系列调节，可以使得血管收缩，血容量增多，血压升高，最终形成高血压并且能使血压维持在更高水平。大脑的中枢神经系统有分工负责调节血压的部分，通过控制血管的交感和副交感神经活动施加对血压的调节。

四、高血压的分类和分级

高血压按发病原因分为原发性高血压（也称为高血压病）和继发性高血压两大类。高血压患者中，10%～20%可以查出引起高血压的具体原因，如严重的肾病、肾动脉狭窄、肾上腺长了能分泌升高血压物质的瘤子（嗜铬细胞瘤、醛固酮腺瘤、库欣综合征）、主动脉狭窄，以及服用某些药物引起的高血压等，对于有此类明确原因的高血压，如能找到原因并积极去除病因，往往能取得很满意的降压疗效。这种类型的高血压称为继发性高血压。继发性高血压往往有些线索可寻，例如：①高血压发病年龄小于 30 岁；②重度高血压（血压≥180/110mmHg）；③血压升高伴肢体肌无力或麻痹，常呈周期性发作，或伴自发性低血钾；④夜尿增多，血尿、泡沫尿或有肾病史；⑤阵发性高血压，发作时伴头痛、心悸、皮肤苍白及多汗等；⑥下肢血压明显低于上肢，股动脉等搏动减弱或不能触及；⑦夜间睡眠时打鼾并出现呼吸暂停；⑧长期口服避孕药者；⑨三种以上降压药足量服用降压效果仍差；⑩原来控制良好的高血压突然恶化。如果有这些情况，要去找高血压专科医生看，如实、详细地叙述自己的病情，以便做进一步诊断检查，避免漏诊或误诊。如排除了继发性高血压，其余的高血压就目前的医学知识而言，难以确定其确切原因，称为原发性高血压。人群中的高血压绝大多数（80%～90%）是原发性的。

　　为了指导对不同血压水平的临床处理，对 18 岁以上成人的血压按不同水平进行了定义和分级（见下表）。

血压水平的定义和分级

级　别	收缩压（mmHg）	关系	舒张压（mmHg）
正常血压	<120	和	<80
正常高值	120～139	和（或）	80～89
高血压	≥140	和（或）	≥90
1 级高血压（轻度）	140～159	和（或）	90～99
2 级高血压（中度）	160～179	和（或）	100～109
3 级高血压（重度）	≥180	和（或）	≥110
单纯收缩期高血压	≥140	和	<90

　　注：①若患者的收缩压与舒张压分属不同级别时，则以较高的级别为准；②单纯收缩期高血压也可按照收缩压水平分为 1、2、3 级

五、高血压病的预防和治疗

　　高血压病的预防分为一级预防和二级预防。一级预防是指我们在没有得病的时候，针对可能引起高血压的原因进行预防。如减轻体重、合理饮食（控制钠盐的摄入量，每天用量以少于 6 克为宜，多吃

蔬菜水果，肉类适当限制）、适量运动、戒烟限酒、保持良好的心情和定期进行体检。但是，一旦确诊已经患有中度以上高血压病了，就不能仅仅依靠以上预防措施，而是需要接受药物治疗高血压病，预防心、脑、肝、肾等重要脏器并发症的问题。

高血压病的二级预防是指对已经发生高血压的患者采取适当措施，预防高血压进一步进展及并发症的发生。一经诊断高血压，就一定要进行系统正规的抗高血压治疗，坚持服药。治疗高血压的药物是多种多样的，急性的、严重的血压升高，可以采取静脉输液迅速控制血压在比较安全的水平，否则容易造成脑出血等危及生命的严重后果。慢性持续性的血压升高，一般采取口服药物治疗，目前常用的主要有利尿药、β受体阻滞药、钙通道阻滞药（CCB）、血管紧张素转换酶抑制药（ACEI）、血管紧张素Ⅱ受体拮抗药（ARB）。同样的降压效果，不同的药物也各有特点，例如，有些药物在降低血压的同时减慢心跳，有些则可使心跳加速，有些药物必须逐步增加每次服用的剂量，并且不能突然停药，又有些高血压的患者因为同时合并其他疾病，而应选择某些特定的降压药等等。这样，科学合理地使用降压药物，才能获得综合满意的治疗效果。

六、常见继发性高血压的筛查原则

在临床上常有这样的例子，患者发现自己血压高后，未弄清病因就开始吃降压药，效果不好又到医院来就诊，反复多次换降压药也未明显见效，最后下决心到医院全面检查。通过检查发现是可治愈的"继发性高血压"，经针对性治疗后，患者的血压恢复了正常。

继发性高血压指目前医学上明确已知原因所致的高血压，多表现为顽固性或恶性高血压，以及突发高血压或原来控制良好的高血压恶化，药物治疗很难奏效。原发性高血压因凭目前的医学技术尚无法查明病因，因此只能靠长期服降压药来控制。继发性高血压由某些特定的病因引起，祛除这些病因，有些继发性高血压可以根治。

以往文献估计继发性高血压患病率在高血压人群中占 5%～10%，据目前的资料推测，占高血压 20%～30%。因此，对于所有血压中重度升高的患者，就诊时理论上均应先假设为继发性高血压。

继发性高血压是有迹可循的，诊断过程中应注意掌握其病理生理特点，认真收集与继发性高血压有关的病史和临床表现。2005 版中国高血压指南中临床评估的步骤是，通过病史、体格检查和常规实验室检查对继发性高血压进行简单筛选。如果提示有继发性高血压的线索，应作进一步特异性检查。

（一）临床特点

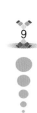

1. 诊断原发性高血压需除外继发性高血压。
2. 继发性高血压如能祛除病因，可治愈。
3. 继发性高血压明确病因，药物治疗有的放矢。
4. 如不能及时诊治，继发性高血压致死率和致残率高。

（二）病史方面要关注

1. 多囊肾家族史。
2. 肾脏疾病　尿路感染、血尿、蛋白尿、肾功能不全。
3. 升压药物　长期口服避孕药、甘草、类固醇激素、非甾体类抗炎药、促红细胞生长素、环孢素 A 等。
4. 阵发性头痛、心悸、焦虑、出汗（嗜铬细胞瘤）。
5. 睡眠呼吸暂停综合征。

（三）重视详细的体检有助于发现继发性高血压

1. Cushing 面容（肾上腺糖皮质激素增多症）。
2. 腹部异常包块（多囊肾、嗜铬细胞瘤）。
3. 胸部及腹部动脉杂音（主动脉及肾动脉狭窄）。
4. 股动脉搏动减弱或消失（主动脉狭窄）。
5. 甲状腺肿大伴动脉杂音（甲亢）。
6. 主动脉瓣舒张期杂音伴舒张压低（主动脉瓣关闭不全）。

（四）合理选择必要的常规化验和辅助检查

目的是进一步寻找继发性高血压的证据，目前的共识是由简单到复杂，根据临床线索依次进行。推荐的常规实验室检查有：血清肌酐、钾、钠，血红蛋白及血细胞比容，尿液分析，踝肱指数，双肾、肾动脉、肾上腺超声等。如已有的线索强烈指向某一种原发疾病，就要有的放矢进行精选的专业范畴检查，直至明确病因。

（五）继发性高血压最常见病因

1. 肾脏及肾上腺疾病所致，即肾性高血压由急慢性肾炎、肾动脉狭窄、多囊肾等引起。
2. 内分泌性高血压由原发性醛固酮增多症、嗜铬细胞瘤、皮质醇增多症等引起。

继发性高血压可以通过针对病因治疗，使血压得到控制，病情明显改善，部分患者通过外科手术或介入治疗除掉病因后甚至可以痊愈，因此，要重视进行继发性高血压的筛查。虽然继发性高血压的病因复杂，少见及罕见病有一定比例，诊断难度较大，治疗上又有多学科交叉，但大多数继发性高血压是有迹可循的，通过科学地运用筛查策略，可以查出继发性高血压，以有的放矢的治疗高血压病。

许多患了高血压的人，认为只要吃药把血压降下来就可以了。这些患者常常要求医生开方拿药，而不愿意进一步做病因检查。实际上他们忽视或不知道，引发高血压的原因很多。对高血压患者的诊断涉及的面很广，既要查清高血压原因，又要判断患者心、脑、肾结构和功能的改变，仅凭血压测量便让医生开药方吃降压药是不够的。正确的方法是，先看病和做必要的检查，后决定治疗方案和用药。

七、社区高血压的诊断、治疗和预防

从 1959~1979 年的 20 年间，我国高血压患病人数平均每年增加 140 万，而在 1980~1991 年的 12 年间，高血压患病人数平均每年增加了 320 万。据 2004 年 10 月 12 日国务院与卫生部联合公布的《2002 年我国城乡居民营养调查》的结果中，我国高血压患病率已达 18.8%，现有高血压病患者高达 1.6 亿以上。高血压及相关疾病的负担相当巨大，据 2003 年统计，我国高血压直接医疗费为 300 亿元人民币。如按现状发展，不采取有效的应对措施，估计今后 10 年我国高血压直接医疗费至少为（4000~6000）亿元人民币，至少有 1500 万人过早死于高血压及相关疾病，给家庭、社会和国家造成巨大的负担，影响社会的安定和国民经济的增长。高血压已成为我国亟待解决的重要的公共卫生问题，建立有效的高血压防治体系已刻不容缓。

高血压患病率的持续上升和由此引发的心血管并发症是多种因素综合作用的结果，仅仅依靠目前有限的医院门诊治疗是远远不够的，必须重视并加强社区人群高血压危险因素的预防，减少高血压发病，同时加强对高血压患者的管理，走预防为主、防治结合的道路。要彻底改变以往防治分离的现状，建立起能够给社区人群提供长期稳定的高血压防治服务的新体系，改变社区人群被动就诊为主动预防的模式，以适应社区庞大的高血压患病群体和潜在发病群体的防治需求，应对心血管病的巨大挑战，从根本上遏制高血压病的蔓延。

控制高血压是有效的一级预防措施，可有效降低医疗费用和社会负担。国家"九五"攻关项目表明，在一个覆盖 24 万人群的社区，每投入 1 元资金进行高血压的综合防治，可以节约心脑血管病治疗费用 8.95 元。综合防治后，社区每年用于心脑血管病治疗费用也从 1 315.5 万元减至 876.5 万元，折合每人每年节约 143.2 元。若按舒张压平均每下降 3mmHg 我国每年可减少 48.7 万的脑卒中和 14.4 万冠心病计算，每年可节约直接的医疗开支至少 120 亿（2.0 万元/例）。各国的实践表明，以社区人群为高血压防治的基本单元，对血压正常人群、高危人群和高血压患者开展持续的健康教育、生活方式干预和必要的药物治疗干预，这种三位一体的健康促进活动，可以有效控制高血压发病和降低人群高血压水平，减少心血管并发症的发病和死亡，以较少的医疗资源投入获得较大的经济和社会效益。

社区高血压干预的关键在于提高全人群的健康知识，提高人群高血压的知晓率、服药率和血压控制率。要对不同血压水平的人群进行规范化管理，才能达到真正意义上的综合干预目的。目前已认识到，高血压防治面对的是成千上万的个体，需要实施终身全程服务模式，仅仅依靠有限的医院门诊治疗是远远不够的。要运用有限的医疗资源为尽可能多的人群提供高血压防治服务，唯一出路是寻找高效的管理模式，实施规模化管理。信息化管理可能是最佳解决方案，其核心是创建与当今世界高血压防治科学发展水平接轨的社区高血压防治无线网络平台。这个平台可以对全人群的健康状况进行系统监测，动态监测人群中的高血压危险因素、血压水平、服药依从状况、血压控制等情况，使这些影响人群健康的具体资料可以及时得到综合、分类并进行信息反馈，能够实时应用于高血压的预防与控制，应用于公共卫生活动的规划与评价。在这一平台下，充分实现资源共享，医生和防治对象都在信息化的支持下实行标准化流程服务，医生规范运作社区高血压的检出、评估、预防和控制工作，实现社区人群高血压的终身随访控制。

社区综合干预针对的是全人群，主要策略包括全人群策略和高危人群策略政策（环境支持、公共信息、社区参与与发展、个人行为改变、干预技能的发展和社区卫生服务水平的提高）。社区高血压综合干预需要充分利用社区的各种资源，实施有效可行的干预方法。按照"政府主导、专家指导、社区实施、群众受益"的原则构建。具体地说，就是在社区范围内，由卫生部门协调，有关部门参与，针对社区不同人群，开展高血压的防治和健康促进活动。通过改变生活方式和生活环境，创造有利于健康的环境，使个体和社区增强控制影响健康的不良因素的能力，提高健康水平，使不同社会和文化背景的阶层共同受益。

13

八、长期、联合用药是保持血压稳定的关键

原发性高血压是一种多因素疾病，发病机制比较复杂，诊断之后，往往需要长期服药治疗。高血压药物治疗的目标是降低血压，使血压控制在合理目标水平，并使高血压患者的心血管病发病和死亡的总危险降低。对于降压治疗后血压水平接近正常的患者，尤其注意不要随意停药，而应接受足够的维持药量，以免停药后血压水平反弹，并可能使药物对于心脏、肾脏等保护作用由此而中断。血压暂时降下来了，也应继续定期请医生帮助监控病情，注意：长期用药是保持血

压稳定的一个关键措施！因此，在发生特殊情况的时候，应遵医嘱及时调整影响血压水平的药物，而不是吃吃停停地用药，这样才能使血压尽可能地平稳。

根据高血压患者治疗前血压处于何种水平，是否存在心脏、脑、肾脏等器官损害，以及其他心血管事件的危险因素，判断选用何种降压药。一般开始治疗高血压时，可以单独用一种药物或者两种药物较小剂量联合治疗，在几个星期以内逐渐将血压降低到目标水平。对大部分患者来说，单一药物治疗无法满意控制血压，需要联合使用两种或两种以上的治疗高血压药物。药物联合治疗能获得更显著、更持久的血压降低效果。另外，多数降压药只能对高血压的其一种发病机制起作用，因此，不是所有的患者都能依赖单一降压药物实现长期有效控制血压和获得最大的心血管保护作用。有部分患者服用一种降压药治疗效果不佳时，如果增大药物剂量，同时药物的不良反应也会加大，当他不能耐受这些不良反应而被迫停药后，停药造成的血压波动，反而增加了心脑血管疾病的发生。但是，若加用另外一种不同作用的降压药，使用时每种药物均采取较小剂量，可望减少药物不良反应的发生，同时提高血压达标率，并提高降压药对靶器官的保护作用。

此外，需要注意，联合用药不是指同一种类的降压药同时使用多个药品（例如不是主张同时使用两种血管紧张素转换酶抑制药），而是不同种类降压药物联合应用的作用互补。如联合使用血管紧张素转换酶抑制剂和利尿剂，在降低血压的同时，既可以发挥前者的"肾脏保护作用"，又可以发挥后者预防心衰的优势。联合用药治疗高血压时，只要方案是合理的，就不必过于担心多种药物会产生更多的不良反应。

九、高血压患者治疗效果的评价

1. 一旦确诊应该坚持治疗 高血压病确诊后应该坚持治疗，大多数患者需要坚持吃药治疗。在夏季、休息好时、压力小的生活环境中，血压可能正常或较低，可以在医生的指导下药物减量或减少服用品种。但此后还是需要监测血压，因为这类患者的血压往往还会再次升高，需要注意监测血压变化。

所有的药品说明书在写出药物疗效的同时，都会写明该药主要的、常见的药物不良反应。患者看见这些不良反应不必惊慌害怕，也不必用这些不良反应去套自己的症状。有任何不适或疑惑，应该与医生沟通，做到不要隐瞒自己的病情，也不要想象自己的反应。不要服用不适合自己的药，而是坚持服用有效的治疗高血压药物，让自己的血压控制在目标或正常水平范畴，做一个正常、健康的人。

2. 临床症状多少不一定反映血压水平的高低 高血压患者症状的轻重与血压高低程度不一定成正比，有些患者血压很高，却没有任何不舒适的感觉；相反，有些患者血压比平时稍微升高一点，症状却很明显。这是每个人对血压升高的耐受性不同，人体重要脏器像心、脑、肾作为高血压的靶器官损害程度与血压高低也不一定完全等同。因此，凭自我感觉来估计血压的高低，往往是错误的，也容易延误治疗。正确的做法是血压平稳期间，也不做药物治疗调整的时候，每周至少1次测量血压；如果血压不稳定或者最近做了药物治疗方案的调整，请遵医嘱及时测量血压，必要时到医院就诊。

3. 血压波动 一天当中我们的血压总是在一定范围内波动的。有的人易出现早晨血压升高；有的易出现饭后低血压，即在饭后30~90分钟随着血液向脏器的分布量增加，出现头晕等血压低的表现；

15

有的易出现夜间血压明显降低，所以，不能以一次血压结果来判断血压是否正常。但对血压波动过大，尤其是出现清晨高血压时应引起关注，适当处理。

4. 高血压患者配合医生坚持服药、观察血压变化　已经确诊为高血压的患者，有条件最好可以经常测量血压。如果观察药物治疗的效应，最好每天至少测 2~3 次血压，药前、药后几个小时、临睡前的测量是需要的；并且详细记录血压值及测量的时间；同时记录当时的生活状态，比如当天几点钟吃药、睡眠好否、心情状况、天气变化等；其他疾病的共存情况，如感冒发热、腹泻（俗称"感冒发烧、拉肚子"）等也要记录清楚。因为这些都可能影响血压，这样向医生提供准确的资料，有利于医生调整制订用药方案。

16

第二部分

治疗高血压病药物

一、利 尿 药

利尿药是广泛应用的治疗高血压的药物，目前被《中国高血压防治指南 2005 修订版》列为一线药物，也就是说该药可以作为治疗高血压的首选药物之一。人体内的血容量增多和外周血管阻力增加是导致血压升高的重要原因。利尿药的降压作用主要通过两个方面实现：一方面，增加人体内钠和水的排出量，使我们体内的血容量减少，血压降低；另一方面，在长期应用利尿药时，该类药可以减低血管对收缩血管物质的反应性，降低周围血管的阻力，使血压降低。

不同种类的利尿药，因为其在我们身体内的作用机制、作用强度不同，产生的利尿、降低血压的效果亦不同，即降压的程度不同。利尿药根据其产生利尿作用的原理分为三类：①噻嗪类利尿药，如氢氯噻嗪、吲哒帕胺等；②袢利尿药，如呋塞米、托拉塞米等；③保钾利尿药，如螺内酯等。

目前我们国内临床上常用的利尿药，根据其利尿作用的强弱可以分为三类：①高效利尿药，又称袢利尿药，如呋塞米等；②中效利尿药，最常见的是噻嗪类利尿药如氢氯噻嗪等；③低效利尿药，又称保钾利尿药，如螺内酯，常与噻嗪类药物联合应用治疗高血压，一方面增加噻嗪类利尿药的疗效，另一方面可以减少血清钾的排出，防止低钾血症的发生。

利尿剂治疗高血压病一般是安全有效的。利尿药常见的不良反应是水、电解质紊乱。这里指的水和电解质（如钾、钠、氯、钙等）是我们体内含有的水和电解质，包括我们吃饭、喝水摄入的，以及体内代谢过程产生的水和电解质。利尿药治疗高血压病，在其发生治疗作用的同时，有些人体质或本身疾病状态的不同，可能会产生水或电解质过度排泄或排泄紊乱，而引发服药后的不良反应。水、电解质紊乱以低钾血症最为常见，大剂量或长期应用利尿药时更容易发生。即使是服用保钾利尿药，有些患者仍然可能会发生低钾血症，而肝肾功能不全或者脱水状态的人服用利尿药，即使不补钾也可能会产生高钾血症。所以，利尿药必须在医生的指导下服用，要定期化验血液、尿液，监测电解质及肝肾功能。

服用利尿药引发的低钾血症的临床情况，常见于有服用利尿药病史的患者，出现食欲减退、恶心、呕吐、四肢软弱无力等症状，检查血清钾低于 3.5mmol/L。低钾血症严重时可引起一些危及生命的严重不良反应，如室速、室颤等快速性心律失常。故利尿药治疗高血压期间，需在医生的指导下，注意适当地补充钾、钠、氯等电解质。同时，可多食用含钾高的食物，如香蕉、柑橘、黄豆、菠菜等，但应注意的是，食物补钾是不能替代药物补钾的。补钾药物也应在医生的指导下服用，补钾不当引发的高钾血症，也会抑制心脏，引发心脏骤停等严重不良反应。

长期口服噻嗪类和袢利尿药治疗者，可能会引发体内其他代谢紊乱，如血糖、血尿酸、血脂升高，糖尿病、痛风、高脂血症的患者需在医生的指导下合理用药。

大部分的利尿药治疗高血压病，常与其他降压药联合应用，才能够表现出其治疗高血压病的优势，特别是中重度、顽固性的高血压患者，仅仅应用利尿药治疗高血压病是不够的，需要与多种降压药物联合应用才能达到安全有效的治疗效果。

（一）噻嗪类利尿药

氢氯噻嗪（Hydrochlorothiazide）

商品名：双氢克尿噻、双克、双氢
氯散疾、双氢氯消疾

适应证

1. 氢氯噻嗪片治疗高血压，可单独服用，或与其他降压药联合应用，主要用于治疗原发性高血压。

2. 其他主要的治疗作用，此处不作详述。

用法用量

1. 治疗高血压，每日 12.5~50mg，分 1~2 次口服，根据血压调整剂量。白天服药最好，因为该药服用后会增加尿量及排尿次数，夜间服药可能影响睡眠。

2. 小儿、<6 个月的婴儿常用量，按体重或按体表面积在医生的指导下给药。

主要不良反应

1. 水、电解质代谢紊乱是氢氯噻嗪常见的不良反应，尤其以低钾血症最为常见。发生低钾血症时，患者可出现食欲减退、恶心、呕吐、四肢软弱无力、心悸等，严重时可出现快速性心律失常如室性心动过速等。

2. 该药可使血糖升高，引起高糖血症，因此糖尿病患者应在医生的指导下谨慎使用。

3. 该药可能干扰肾小管对尿酸的排泄，引起高尿酸血症（指血清尿酸男性>420μmmol/L，女性>360μmmol/L）。此时患者血中尿酸含量增加，可能会出现关节疼痛的症状。因此，建议服用氢氯噻嗪的高血压患者应定期检测血尿酸水平，有痛风病史者慎用本药。

4. 该药可暂时性的引起血中尿素和肌酐含量增加。肾功能正常的高血压患者服用该药时，一般不会造成严重后果；肾功能不全的患者服用该药时，可能会使病情加重。

5. 极少数人服用该药后出现过敏反应，如皮疹、荨麻疹。

◎ 禁忌证

1. 该药可使运动员兴奋剂检查试验呈阳性反应，故运动员应该谨慎使用。

2. 该药能通过胎盘屏障，故孕妇应谨慎使用。

3. 哺乳期妇女不宜服用氢氯噻嗪。

◎ 注意事项

1. 服药期间应定期检测血电解质，尤其是血钾（正常值为3.5~5.5mmol/L），当血钾<3.5mmol/L，可能发生了低钾血症，这时就应注意及时补充钾盐。发生低钾血症的患者，饮食方面可多食用含钾高的食物，如香蕉、柑橘、黄豆、菠菜等，食物补钾效果不好时，应在医生的指导下口服补钾药物，临床常用氯化钾缓释片、枸橼酸钾口服液等。

2. 治疗期间应定期检测血肌酐、尿素氮、尿酸和血糖。

3. 服药前，告诉医生过敏史。如果以前未发现对该药过敏，但是服药后出现了过敏症状，需要医生帮助判断是否为该药引起的过敏。若对该药过敏，则需要停用此药，更换为其他的降压药物治疗。对于过敏症状严重的情况，需要在医生指导下治疗过敏。

4. 此药与其他降压药联合使用时，要减少给药剂量，随访检查血压。

5. 遵从医生告知的、药品说明书上列举的需要"慎用、与其他药物相互作用"的情况，不要自己任意服用或增减用药剂量。

◎ 贮藏

遮光，密封保存。

 吲达帕胺（Indapamide）

商品名：寿比山、纳催离、悦南珊

◎ 适应证

治疗轻~中度原发性高血压。

◎ 用法用量

吲哒帕胺口服治疗轻~中度原发性高血压，每次 1.25mg 或 2.5mg，每日 1 次，口服剂量每天不应该超过 2.5mg，因为增加剂量也不会提高降血压的疗效，反而会增加不良反应的发生。该药有利尿作用，服用后会增加尿量、排尿次数，晚间服用可能会影响睡眠，故最好早晨服用。

◎ 主要不良反应

1. 不良反应比较轻而且短暂，与剂量相关，即服药剂量越大，越容易发生不良反应。较常见的有腹泻、头痛、食欲减退、失眠、反胃、直立性低血压等。

2. 少见的有皮疹、瘙痒等过敏反应，以及低血钾、低血钠、低氯性碱中毒。

◎ 禁忌证

该药禁用于磺胺类药物过敏者、严重肾功能不全者、严重肝功能不全或肝性脑病。运动员慎用该药。

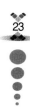

1. 该药为磺脲类利尿药，与磺胺类药物一样，结构中均含有磺酰基，对磺胺类药物过敏者可能对此药亦过敏，故此药禁用于磺胺类药物过敏者。

2. 该药主要经肾排泄，利尿作用会随肾功能的减退而降低，严重肾功能不全者服用该药不能达到利尿作用，反而会诱发或加重肾功能不全，因此严重肾功能不全者禁用吲哒帕胺。若在服用该药期间，出现进行性肾功能损害，请咨询您的医生是否停药。

3. 该药在肝内广泛代谢，严重肝功能不全或肝性脑病者服用会使病情加重，故严重肝功能不全或肝性脑病者禁用吲达帕胺。

4. 该药可使运动员兴奋剂检查试验呈阳性反应，故运动员应慎用。

◎注意事项

1. 治疗期间应定期检测血电解质，多吃富含钾的食物尤其是豆类、蔬菜和水果，如黄豆、菠菜、土豆、山药、香蕉、柑橘等。发生低血钾时，及时咨询您的医生，在医生的指导下口服补钾的药物。

2. 该药治疗中可引起血尿酸和血糖浓度增高，故高尿酸血症、痛风、糖尿病患者应慎用。治疗期间定期检测血尿酸和血糖，指标异常时请及时咨询您的医生。

3. 该药引起过敏反应比较少见，过敏体质和哮喘病史者用药后可发生过敏反应，尤其是皮肤过敏反应、紫癜、哮喘加重等，因此服药前应告知医生您的用药史及过敏史，治疗期间一旦发生过敏反应，应立即停药、前往医院就诊。

4. 与其他降压药物合用时降压作用增强，建议初期用药剂量宜小。

5. 该药与多种药物合用疗效、安全性有变化，具体详见药品说明书。

◎ 贮藏

遮光，密封保存。

（二）祥利尿药

***

◎ 呋塞米（Furosemide）

商品名：速尿 ●●●●●

◎ 适应证

1. 治疗高血压，但不作为首选药物。对于伴有肾功能不全或出现高血压危象（血压明显升高 > 180/120mmHg）的患者可考虑服用该药。

2. 该药的其他治疗作用，在此不作详述。

◎ 用法用量

1. 口服给药治疗高血压　从最小的剂量开始口服，每日 20~80mg（根据血压调整剂量），分1~2 次口服。为了减少药物引起的不良反应的发生，口服剂量每日不应该超过 80mg。若每日服药 1 次，则应早晨服药，以免夜间排尿次数增多，影响睡眠。

2. 静脉注射给药治疗高血压危象　起始剂量为每次 20~40mg，每日 1~2 次，根据血压调整剂量。静脉注射不作为治疗高血压的首选，在紧急情况下如血压急剧升高出现高血压危象或患者不能口服药物时，可以静脉注射。

3. 小儿、<6 个月的婴儿常用量，按体重或按体表面积在医生的指导下给药。

⊙主要不良反应

1. 需仔细阅读药品说明书，了解该药的"不良反应、慎用情况、与其他药物合用时的相互作用、特殊人群用药、注意事项"等情况。请遵从医生的医嘱正确使用呋塞米，不要随意增加或减少剂量。服药期间出现任何不良反应，请及时咨询您的医生。

2. 呋塞米是利尿药中作用最强的药物之一，对体内水和电解质的影响也最大，因此水、电解质紊乱较常见，尤其是低钾血症（血清钾<3.5mmol/L），大剂量或长期应用更容易发生。发生低钾血症时，可出现食欲减退、恶心、呕吐、四肢软弱无力、心悸等，严重时可出现快速性心律失常，如室性心动过速等。

3. 由于使用该药的剂量越大，药物的利尿作用越强，不良反应的发生率越高。因此，大剂量或长期服用呋塞米时，大量的利尿可引起直立性低血压、脱水和血容量不足。

4. 糖尿病患者应用该药后可使血糖增高，虽然血糖升高的程度低于噻嗪类利尿药，但与糖尿病药物合用时，仍有使血糖升高的可能。因此，糖尿病患者应在医生的指导下使用呋塞米。

5. 使用该药，高尿酸血症（指血清尿酸男性>420μmmol/L，女性>360μmmol/L）较少见，但是长期应用仍有患者出现高尿酸血症或诱发痛风发作，出现关节疼痛、肿胀。

6. 呋塞米治疗期间，可出现因过度脱水导致的尿素氮升高，如果不伴有血肌酐升高，则此种情况往往是可逆的，可减药或停药观察。如果尿素氮升高的同时伴有肾功能急剧减退，则须停止用药。

7. 大剂量静脉注射该药（注射速度>4~15mg/min）可能出现耳鸣、听力障碍，多为暂时的，与其他有耳毒性药物合用时尤其可能出现不可逆的这类不良反应。

8. 该药引起的过敏反应比较少见，但对磺胺药或噻嗪类利尿药过敏者，对该药也可能过敏。服药前，应告知医生既往是否服药后出现过过敏反应。

禁忌证

1. 因为该药会使体内电解质紊乱，长期服用可使血清钾浓度下降，若<3.5mmol/L 即导致低钾血症的发生。低钾血症时心律失常尤其是室性心律失常的发生率会增加，若与洋地黄类药物（如地高辛）合用时易致心律失常，故低钾血症、超量服用洋地黄者禁用呋塞米。对于有低钾血症倾向尤其是应用洋地黄类药物或有室性心律失常者应谨慎使用呋塞米，两者合用时应补钾。

2. 该药引起体内水、电解质过度流失，可引起或加重肝昏迷，因此，肝昏迷或严重肝功能损害者应谨慎使用。

3. 该药可使红斑狼疮患者病情加重或病情稳定者诱发狼疮活动，故红斑狼疮患者慎用。

4. 该药能通过胎盘屏障和经乳汁分泌，故孕妇和哺乳期妇女应谨慎使用。

5. 可使运动员兴奋剂检查试验呈阳性反应，故运动员应谨慎使用。

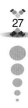

注意事项

1. 该药治疗期间，您需要定期抽血化验血电解质，在医生的指导下及时补充钾。

2. 大剂量或长期服用呋塞米时，可引起直立性低血压。故若您在变换体位时（如从卧位到坐位或站立）或长时间站立出现血压突然下降超过 20mmHg，并伴有明显的头昏、头晕、视物模糊、乏力等，应考虑是否利尿药用量过大引起的体位性低血压。接受该药治疗的患者应注意监测血压变化，血压偏低时应及时就诊，在医生的指导下调整药物剂量。日常生活中由卧位转坐位或立位时宜慢，或用手扶持。

有过直立性低血压发作的男性高血压患者，尤其在憋尿时间久或夜间起床后排尿时，应采取坐位而不是站立位，以避免直立性低血压的发生。

3. 糖尿病患者应在医生的指导下使用该药，定期监测血糖水平。

4. 定期监测血尿酸水平，若血尿酸增高伴有单关节红肿痛，应考虑除外痛风的可能性。应及时咨询您的医生，判断是否与该药有关，及时调整药物治疗。

5. 呋塞米治疗期间，需定期监测肝肾功能。

◎ **贮藏**

遮光，密封保存。

🌸 托拉塞米（Torasemide）

商品名：特苏尼、特苏敏、拓赛、伊迈格

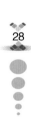

◎ **适应证**

1. 治疗高血压病，可单独或者与其他降压药物合用。

2. 该药的其他治疗作用，在此不作叙述。

◎ **用法用量**

口服给药治疗高血压病：起始剂量一般为每次 2.5～5mg，每日 1 次。若用药 4～6 周内降压疗效不佳，剂量可增加至每次 10mg，每日 1 次。若每日 10mg 的剂量仍没有取得足够的降压作用，请咨询医生，在医生的指导下可考虑与其他降压药物合用。

◎ **主要不良反应**

1. 常见的不良反应有头痛、眩晕、疲乏、食欲减退、肌肉痉挛、恶心、呕吐、高血糖、高尿酸血症、便秘和腹泻。

2. 长期服用该药可出现低钾血症（血清钾<3.5mmol/L），这种情况常发生在低钾饮食、恶心、呕吐、肝功能异常的高血压患者。

3. 高血压患者接受该药治疗的初期和年龄较大的高血压患者服用该药，常见排尿次数增多。

4. 个别患者服用该药可出现皮肤过敏，偶见瘙痒、皮疹、光敏反应，罕见口干、肢体感觉异常、视觉障碍。

5. 其他可能出现的不良反应详见药品说明书。

◎ 禁忌证

以下情况的高血压患者禁忌服用托拉塞米：对本药或磺酰脲类药物过敏者；无尿的患者；严重排尿困难的患者，如前列腺肥大；低血压患者；低血容量、低钾或低钠血症患者；肝昏迷前期或肝昏迷患者。

◎ 注意事项

1. 该药治疗期间，您需要定期抽血化验血电解质（特别是血钾）、发生低钾血症时应在医生的指导下及时补充钾。

2. 糖尿病患者应在医生的指导下使用该药，定期监测血糖水平。

3. 定期监测血尿酸水平，若血尿酸增高伴有单关节红肿痛，应考虑痛风的可能性。应及时咨询医生，判断是否与该药有关，及时调整药物治疗。

4. 在接受该药的治疗前，排尿障碍必须纠正。特别是老年患者或治疗刚开始时，要仔细监测电解质，若出现电解质紊乱、血容量的不足和血液浓缩的有关症状，请及时就诊咨询医生，在医生的指导下合理使用托拉塞米。

5. 该药与保钾药物一起使用可防止低钾血症和代谢性碱中毒的发生。

6. 在刚开始用该药治疗，或由其他药物转为使用该药治疗，或开始一种新的辅助药物治疗时，个别人的警觉状态受到影响。因此，驾驶车辆或操作机器的高血压患者该药服用应谨慎。

 贮藏

遮光，密闭保存。

（三）保钾利尿药

螺内酯（Spironolactone）

商品名：安体舒通

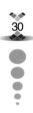

30

适应证

1. 治疗高血压的辅助药物。螺内酯的利尿、降压作用弱，不单独用于治疗高血压，常与噻嗪类（如氢氯噻嗪）、袢利尿药（如呋塞米）合用降压。

2. 其他治疗作用，不在此详述。

用法用量

由于该药有体内保钾利尿的作用，所以作为高血压的辅助药物，该药常与噻嗪类（如氢氯噻嗪）、袢利尿药（如呋塞米）这些排钾利尿药物合用。根据个人情况确定给药剂量，一般从小剂量开始，观察电解质情况（尤其是血清钾），而后再逐渐增加。一般每日 40～80mg，分 1~2 次服用。由于该药的起效较慢，持续时间较长，与其他利尿药合用时可先于其他利尿药 2~3 日服用，停药时应先于其他利尿药 2~3 日停用。

该药最好进食时或餐后服，这样可以减少胃肠道的不适，同时可以提高药物在人体作用效果。与其他利尿药一样，如果每天用药 1

次，应该选在早晨服药，以免夜间排尿次数增多，影响睡眠。

主要不良反应

1. 常见的不良反应为高钾血症。单独使用该药、进食高钾饮食、与钾剂（如氯化钾缓释片）或含钾药物（如青霉素钾）合用，以及存在肾功能不全、少尿、无尿时更容易发生。

2. 胃肠道反应如恶心、呕吐、胃痉挛和腹泻较常见，进食时或餐后服药可减少症状。

3. 罕见的情况会出现过敏反应、暂时性血清肌酐、尿素氮升高。

4. 该药有对抗雄激素样作用或对其他内分泌及系统的影响，个别患者长期服用可致男性乳房发育、阳痿、性功能低下；女性可致乳房胀痛、声音变粗、毛发增多、月经失调、性功能减低。因此，青年男女应慎用该药，如需用药，应在医生的指导下用药。

禁忌证

高钾血症患者禁用该药。

注意事项

1. 服用螺内酯前应检查血钾浓度。由于疾病的状态不同，有时检查人体的血钾浓度可能不能代表体内钾的总含量。

2. 该药与其他降压药合用，可增强利尿和降压作用。由于血管紧张素转换酶抑制药（ACEI，如卡托普利等）或血管紧张素Ⅱ受体拮抗药（ARB，如氯沙坦等）能影响人体钾离子的正常代谢，从而引起高钾血症，与螺内酯合用，血钾会明显升高而导致钾中毒，因此螺内酯应在医生的指导下与 ACEI 或 ARB 合用，以免增加高血钾的发生率。

3. 少尿或者严重肾功能不全的时候，肾脏对钾的排泄明显减少，此类患者服用螺内酯会增加高钾血症的发生机会，故少尿或严重肾功能不全者应慎用。

4. 该药主要代谢途径是通过肝，药物可能会加重肝功能不全或者诱发肝性脑病，因此肝功能不全或肝性脑病者应谨慎使用。

5. 该药可以通过胎盘到达胎儿体内，也可以进入乳汁，因此孕妇和哺乳期妇女慎用，避免影响胎儿和婴儿。

6. 请您仔细阅读说明书中螺内酯治疗高血压的相关内容，在医生的指导下合理用药。

 贮藏

遮光，密封保存。

二、β 受体阻断药

β 受体阻断药的降压机制迄今不是非常清楚，这类药物可以使心脏排出的血量减少，并通过抑制一些激素水平，从而起到降低血压的作用。β 受体阻断药已广泛用于治疗高血压，适用于治疗轻~中度高血压，特别是心率偏快的、伴有心绞痛，或心肌梗死后的高血压患者。合用利尿药降压作用更显著。但是有外周血管病变者，不宜用该药。

β 受体阻断药可根据受体选择性分为两类：一类是非选择性（$β_1$、$β_2$ 受体阻断药）的，如普萘洛尔、吲哚洛尔；另一类是选择性（$β_1$ 受体阻断药）的，如阿替洛尔、美托洛尔、比索洛尔、奈必洛尔。卡维地洛、阿罗洛尔、拉贝洛尔属于 β 受体和 α 受体阻断药，通过共同阻断 β 受体和 α 受体而发挥降低血压的作用。

选择性的 $β_1$ 受体阻断药对心脏的选择性作用更强，也就是说药物特别针对心脏这个器官发挥疗效，对于心脏之外的器官的影响比较小。选择性的 $β_1$ 受体阻断药低剂量时主要作用于心脏，而对支气管的影响小，对伴有阻塞性肺疾病的高血压患者使用该药相对比较安全。奈必洛尔是一种新型选择性 β_1 受体阻断药，心脏选择性较前述几种 β 受体阻断药更强，在用于治疗高血压的剂量范围内，它不会引起支气管平滑肌和血管平滑肌收缩，也就是不容易引起患者呼吸困难，对血糖、血脂也不引起明显变化，因此更适用于合并慢性阻塞型肺部疾病或糖尿病的患者使用。

每一种 β 受体阻断药在人体内代谢的时间长短各异：口服阿替洛尔后，2~4 小时达到峰值药物浓度，血中药物的半衰期为 6~7 小时；美托洛尔普通片药物半衰期为 3~5 小时，缓释片作用超过 24 小时；比索洛尔、普萘洛尔、阿罗洛尔、卡维地洛、奈必洛尔的血药半衰期依次为 10~12 小时、2~3 小时、10 小时、15~20 小时和 12~19 小时。由于该类药物主要由肝代谢、肾排泄，在肝肾功能不良者应调整剂量或慎用。

应由医生根据每个患者的情况，选择最合适的 β 受体阻断药。一般从较小剂量开始使用，根据血压、心率等情况调整剂量。白天清醒状态下心跳次数 <50 次/分或者血压 <90/60mmHg 的时候，不能再用该类药物。哮喘的患者病情稳定期可以由医生根据病情考虑使用；严重的憋气、胸闷、端坐位呼吸急促等急性心功能不全发作时禁止使用；患有Ⅱ度或Ⅲ度房室传导阻滞，或者心跳次数慢时，在没有心脏起搏器保护下，建议患者选用其他不会减慢心跳的降压药物治疗。

β 受体阻断药治疗过程中，特别要注意的是不要骤然停药或突然明显地减少剂量，否则容易引起心跳加快，血压升高，临床引发危险情况。服药期间还需注意避免直立性低血压，这是指平时测量血压均在正常范围，当由坐位或者平卧位迅速变为直立姿势时，可能出现头晕、心悸、出汗，严重时眼前发黑，甚至晕倒。这种情况更多见于用药之前基础血压较低、用药剂量比较大、老年患者。除去应该注意小剂量开始服用、经常监测血压之外，姿势变换的时候动作尽量慢些也是重要的预防措施。

β受体阻断药的一般不良反应有恶心、呕吐、轻度腹泻等消化道症状，偶见过敏性皮疹和血小板减少等。严重的不良反应常与应用不当有关。β受体阻断药禁用于血流动力学不稳定的急性心肌梗死和心力衰竭、窦性心动过缓、重度房室传导阻滞和支气管哮喘的患者。

（一）非选择性β受体阻断药

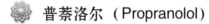 普萘洛尔（Propranolol）

商品名：必得安、普乐欣、百尔洛、杭达来

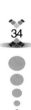

◎ **适应证**

1. 高血压，单独使用或与其他抗高血压药合用。

2. 其他治疗作用，在此不作详细叙述。

◎ **用法用量**

普萘洛尔片口服治疗高血压，单独使用或与利尿剂等联合应用，开始时每日5~10mg，分3~4次服用；每3日可增加10~20mg，可渐增至最大量每日200mg（分次服）。首次使用该药时需从小剂量开始，按心跳次数及血压可逐渐增加剂量并密切观察反应，以免发生意外。

◎ **主要不良反应**

1. 可以出现眩晕、神志模糊（尤见于老年人）、精神抑郁、反应迟钝等中枢神经系统不良反应。

2. 头昏（低血压所致）。

3. 心率过慢（<50次/分）。

4. 支气管痉挛及呼吸困难、充血性心力衰竭（憋气、胸闷、活动后加重、夜间喘憋、强迫呈端坐位呼吸）。

5. 很少见的情况，患者可以有发热和咽痛（粒细胞缺乏导致）、皮疹（过敏反应），血小板减少造成的皮肤、黏膜或内脏出血倾向。

6. 不良反应持续存在时，须格外警惕雷诺征样的四肢冰冷。

7. 其他还可以出现腹泻、倦怠、眼口或皮肤干燥，恶心、指趾麻木、异常疲乏等。

禁忌证

1. 支气管哮喘，急性心功能不全发作时，明显的缓慢型心律失常（例如心跳次数<50 次/分）、心电图提示有Ⅱ度或Ⅲ度房室传导阻滞、低血压、心源性休克时禁忌。该药可通过胎盘进入胎儿体内，有报道妊娠高血压者用后可导致宫内胎儿发育迟缓，分娩时无力造成难产，新生儿可产生低血压、低血糖、呼吸抑制、及心率减慢，尽管也有报道对母亲及胎儿均无影响，但必须慎用，不宜作为孕妇第一线治疗用药。该药可少量从乳汁中分泌，故哺乳期妇女慎用。

2. 因可能使某些竞技比赛项目兴奋剂检测结果呈阳性，运动员慎用。

注意事项

1. 该类药物耐受量每个人之间的差异大，用量必须具体根据每个患者的情况进行调整。首次用该药时需从小剂量开始，逐渐增加剂量并密切观察反应以免发生意外。

2. 当长期服用该药的患者发现自己心跳次数突然减慢，或者伴有血压明显降低时，可能是病情有所变化，应该暂时不要服药，以避免进一步使心跳减慢、血压降低，反而使得大脑、心脏等供血不足，需及时咨询医生后调整治疗。

3. 长期服用该药的高血压患者，停药须逐渐递减剂量，至少经过 3 天，一般为 2 周。

4. 该药可引起糖尿病患者的血糖降低，但对非糖尿病患者没有降糖作用。故糖尿病患者应定期检查血糖。

5. 服用该药期间应定期检查血常规、血压、心功能、肝肾功能等。

6. 对诊断的干扰：服用该药时，测定血尿素氮、脂蛋白、肌酐、钾、甘油三酯、尿酸等都有可能升高，而血糖降低。肾功能不全者该药的代谢产物可蓄积于血中，干扰测定血清胆红质的重氮反应，出现假阳性。

7. 下列情况慎用该药：过敏史、充血性心力衰竭、糖尿病、肺气肿或非过敏性支气管哮喘、肝功能不全、甲状腺功能低下、雷诺综合征（受寒冷刺激或情绪激动后，手足皮肤依次呈现苍白、青紫、潮红改变，伴有疼痛）或其他周围血管疾病、肾功能衰退等。

8. 老年人或肾功能减低的患者，需减少普萘洛尔的服用剂量，具体还以临床指标（血压、心跳次数）为依据调整用药量。

9. 服药期间至停药的过渡过程至少需3天，常可延续达2周，如果减小药量或停药的过程中，心绞痛再次发作，则应该临时再恢复给药，待病情稳定后渐停用。

10. 患有喘息型支气管炎、支气管哮喘、慢性阻塞性肺部疾病的患者需要在医生指导下谨慎使用。

11. 建议不要将普萘洛尔与食物一起服用，可在餐前30分钟或餐后3小时后服药。

12. 遵从医生告知的、药品说明书上列举的需要"慎用、与其他药物相互作用"的情况，不要自己任意服用或增减用药剂量。

◎ 贮藏

密封保存。

✿ 吲哚洛尔（Pindolol）

商品名：心得静、心得乐、心复宁、吲哚心安 ●●●●

◎ 适应证

高血压，单独使用或与其他抗高血压药合用。

◎ 用法用量

通常从每次 5mg 开始，每日 2～3 次，根据患者的反应逐步增加剂量。一般每日剂量达到 45mg 后疗效并不增加，最大剂量为 60mg/d。

◎ 主要不良反应

有头痛、头重感、恶心、呕吐、腹泻等，偶可引起支气管痉挛。少数患者可出现四肢末梢细微的震颤。

◎ 禁忌证

以下情况需禁用吲哚洛尔：支气管哮喘、房室传导阻滞、严重心动过缓及孕妇忌用。

◎ 注意事项

1. 与硝酸酯类或降压药同用有协同作用。

2. 心功能不全者应谨慎使用。

3. 虽然没有报告表明对哺乳婴儿有不良影响，但因该药可以通过乳汁分泌，故哺乳期妇女宜慎用。

◎ 贮藏

避光，密闭保存。

（二）选择性 β 受体阻断药

 ### 阿替洛尔（Atenolol）

商品名：氨酰心安、天诺敏、宁新宝 ●●●●

◎ **适应证**

1. 治疗高血压病。

2. 其他治疗作用，在此不作详细叙述。

◎ **用法用量**

阿替洛尔片口服治疗高血压，单独使用或者与其他治疗高血压的药物联合使用，每次 6.25～25mg，每日 2 次。可从较小的剂量开始服用，按心跳次数及血压调整剂量，2 周左右为一个时间阶梯，最大加至每日 100mg。一般清晨及下午各服药 1 次。

◎ **主要不良反应**

1. 服药期间可能会感觉胃部不舒服或者出现腹泻。

2. 疲倦，头晕眼花，多梦。

3. 脱发。

4. 眼睛干燥、泪液减少。

5. 由于心脏排出的血液量减少，出现四肢发凉。

6. 可能加重男性性功能（勃起）障碍。

7. 可能加重患者原有的心力衰竭，只有在控制稳定的心衰患者，才可以使用该药。

8. 可能加重原有的抑郁症。

9. 可能加重血小板减少、银屑病。

10. 可能加重原有的心脏传导障碍等。

11. 大剂量可出现心脏停搏等严重后果，甚至引起死亡。

禁忌证

支气管哮喘，急性心功能不全发作时，明显的缓慢型心律失常（例如心跳次数<50 次/分）、心电图提示有Ⅱ度或Ⅲ度房室传导阻滞、低血压、心源性休克时禁忌。孕妇禁服。哺乳期妇女服用时应谨慎。

注意事项

1. 因为该药物服用后会减慢心跳，当长期服用的患者发现自己心跳次数突然减慢时，可能是病情有所变化，应该暂时不要服药，以避免进一步使心跳减慢、血压降低，反而使得大脑、心脏等供血不足，需及时咨询医生后调整治疗。

2. 老年人或肾功能减低的患者，需减少阿替洛尔的服用剂量。

3. 有心力衰竭表现的患者与洋地黄或利尿药合用，如果活动后胸闷、憋气或呼吸困难等心力衰竭的症状仍存在，应逐渐减量使用阿替洛尔甚至停用。

4. 服药期间至停药的过渡过程至少需 3 天，常可延续达 2 周，避免骤然停药，造成血压、心率的反跳。

5. 患有喘息型支气管炎、支气管哮喘、慢性阻塞性肺部疾病的患者需要在医生指导下谨慎使用。

6. 与其他影响到血压或心率的药物合用的时候，要减少阿替洛尔的剂量。具体须听从医生指导。

7. 建议不要将阿替洛尔与食物一起服用，可在餐前 30 分钟或餐后 3 小时后服药。

8. 遵从医生告知的、药品说明书上列举的需要"慎用、与其他药物相互作用"的情况，不要自己任意服用或增减用药剂量。

9. 运动员应注意，在兴奋剂检测中，该药含有的活性成分可能会引起阳性反应。

⊙ 贮藏

密封保存。

◈ 美托洛尔（Metoprolol）

商品名：倍他乐克、立君宁、托西尔康、蒙得康、均青 ●●●●

⊙ 适应证

1. 治疗高血压病。

2. 其他治疗作用，在此不作详细叙述。

⊙ 用法用量

美托洛尔片口服治疗高血压，单独使用或者与其他治疗高血压的药物联合使用，每次 25～50mg，每日 2～3 次，最大剂量每日可达 300mg。

美托洛尔缓释片的剂量是每片 47.5mg，1 片相当于美托洛尔普通片 50mg（普通片 25mg/片的 2 片，或 50mg/片的 1 片）。缓释片晨起服用 1 次即可。

⊙ 主要不良反应

1. 心血管系统　心跳减慢、心脏传导阻滞、心力衰竭加重、外周血管痉挛导致的四肢冰冷或脉搏不能触及。

2. 中枢神经系统不良反应较多　疲乏和眩晕占 10%，抑郁占 5%，其他有头痛、多梦、失眠等。偶可出现幻觉。

3. 消化系统　恶心、胃痛、便秘<1%、腹泻占 5%，但不严重，很少影响用药。

4. 其他　气急、关节痛、瘙痒、听觉障碍、眼痛等。

◎ 禁忌证

1. 严重的憋气、胸闷、端坐位呼吸急促、低血压等急性心功能不全发作时，持续或间歇性接受 β 受体激动药治疗的患者（需要使用 β 受体激动药控制哮喘发作等）；有临床意义的窦性心动过缓（例如日间心跳次数小于每分钟 50 次，且感觉头晕、心悸、乏力、有过眼前发黑或晕倒等），Ⅱ度或Ⅲ度房室传导阻滞，病态窦房结综合征、低血压、心源性休克，四肢末梢循环不良、严重的周围血管疾病。对该药中任一成分过敏者禁用。

2. 妊娠期使用可引起胎儿各种问题，包括胎儿发育迟缓。该药对胎儿和新生儿可产生不利影响，尤其是心动过缓，因此在妊娠或分娩期间不宜使用。

◎ 注意事项

1. 当长期服用的患者发现自己心跳次数突然减慢，或者伴有血压明显减低时，可能是病情有所变化，应该暂时不要服药，以避免进一步使心跳减慢、血压降低，反而使得大脑、心脏等供血不足，需及时咨询医生后调整治疗。

2. 用胰岛素的糖尿病患者在加用该药时，注意可能掩盖低血糖的危险性。尤其在胰岛素治疗的 1 型糖尿病患者中使用时须小心调整降糖治疗方案。

3. 长期使用该药如欲中断治疗，须逐渐减少剂量，一般于 7～10 天内撤除，至少也要经过 3 天递减剂量。否则容易血压突然升高、心率突然加速，尤其是冠心病患者骤然停药可致病情恶化，出现心绞痛、心肌梗死或室性心动过速。

4. 大手术之前是否停药请遵医嘱。

5. 肝脏功能不全时慎用或遵医嘱。

6. 儿童用药的经验有限，所以一般不建议使用。

41

7. 老年患者用量无需特殊调整。

8. 患有喘息型支气管炎、支气管哮喘、慢性阻塞性肺部疾病的患者需要在医生指导下谨慎使用。

9. 与其他影响到血压或心率的药物合用的时候，可能要调整美托洛尔的剂量。具体须听从医生指导。

10. 建议每次均空腹服药，避免食物对药物效果的影响，保证药物疗效稳定，病情得以稳定地控制。

11. 遵从医生告知的、药品说明书上列举的需要"慎用、与其他药物相互作用"的情况，不要自己任意服用或增减用药剂量。

12. 药物过量最初的表现会在服药物后 20 分钟至 2 小时出现。可表现为严重低血压、心跳过慢、心脏传导阻滞、心力衰竭、休克、心脏停搏、支气管痉挛致呼吸困难、昏迷、恶心、呕吐和口唇发青等。一经发现，及时就医。

◎ 贮藏

避光，密封保存。

 ## 比索洛尔（Bisoprolol）

商品名：康可、康忻、洛雅、荣宁、博苏、安适

◎ 适应证

1. 治疗高血压。

2. 其他治疗作用，在此不作详细叙述。

◎ 用法用量

比索洛尔片口服治疗高血压，每日 1 次，单独使用或者与其他治疗高血压的药物联合使用，一般起始剂量每日 2.5mg，最大剂量每日不超过 10mg。对有轻微或中度肝肾功能不全者剂量不需调整。通常

在 2 周后达到最大降压效应。

◎主要不良反应

1. 神经系统　服药初期偶见轻微疲倦、头晕、头痛，出汗、睡眠异常、多梦、抑郁、幻觉等，通常很轻，一般在开始服药后 1~2 周自然减退。

2. 眼睛　偶尔引起视觉障碍、泪液减少、结膜炎。

3. 耳鼻咽喉　很少见的情况下出现听觉损害、过敏性鼻炎。

4. 心血管系统　当长期服用的患者发现自己心跳次数突然减慢，或者伴有血压明显降低时，可能是病情有所变化，应该暂时不要服药，以避免进一步使心跳减慢、血压降低，反而使得大脑、心脏等供血不足，需及时咨询医生后调整治疗。服药后可能出现直立性低血压。偶见房室传导阻滞、心力衰竭加重、胸痛。偶有麻刺感或四肢发冷感觉，在极少情况下会导致肌肉无力，肌肉痉挛。对间歇性跛行或雷诺现象的患者，服药初期病情可能加重。

5. 呼吸道　有支气管哮喘或呼吸道阻塞病史的患者，可引起支气管痉挛。

6. 胃肠道　极少数情况下会出现胃肠功能紊乱，如腹泻、便秘、恶心、腹痛。

7. 骨骼肌系统　偶见肌肉无力、肌肉痉挛、一个或多个关节病。

8. 皮肤　仅在极少数情况下会有瘙痒、出汗和皮疹。可能引起或加重皮疹、脱发。

9. 泌尿生殖系统　极少数情况可能引起性功能障碍。

10. 肝　肝酶（转氨酶）水平升高，肝炎。

11. 代谢　可能导致糖尿病患者的葡萄糖耐量降低，掩盖低血糖的表现（如心跳加快）。个别病例观察到甘油三酯水平升高。血糖波动较大的糖尿病患者及酸中毒患者宜慎服。

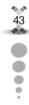

禁忌证

1. 比索洛尔禁用于以下患者 休克，Ⅱ度和Ⅲ度房室传导阻滞、病态窦房结综合征、窦房阻滞等心律失常者、心动过缓（心率<50/分），血压过低（收缩压<100mmHg），严重的憋气、胸闷、端坐位呼吸急促、低血压等急性心功能不全发作或仍需要静脉注射药物治疗心功能不全时，严重的哮喘（需要使用β受体激动药等控制哮喘发作或阻塞型肺病），外周动脉阻塞型疾病晚期，雷诺综合征（受寒冷刺激或情绪激动后，手足皮肤依次呈现苍白、青紫、潮红改变，伴有疼痛），未经治疗的肾上腺嗜铬细胞瘤，代谢性酸中毒患者，严格禁食的患者，已知对比索洛尔及其衍生物或该药任何成分过敏的患者。

2. 妊娠期使用该药对胎儿和新生儿可产生不利影响，尤其是心动过缓和低血糖，因此在妊娠或分娩期间不宜使用。如怀孕期必须服该药，为防止新生儿心动过缓、低血压、低血糖，应在预产期72小时前停用该药；若需继续服用，新生儿在娩出后48~72小时内应密切监护。不建议哺乳期妇女应用比索洛尔进行治疗。

注意事项

1. 中断治疗时应逐日递减剂量，与其他降压药合用时常需减量。

2. 可能减弱患者驾车或操纵机器能力，尤其在初服用时或转换药物时以及与酒精同服时明显，但不致直接影响人的反应能力。

3. 尚无儿科患者应用比索洛尔的经验，因此该药不能用于儿童。

4. 老年患者不需要调整剂量。

5. 进食对其吸收无影响，餐前、餐中或餐后服药均可。

6. 遵从医生告知的、药品说明书上列举的需要"慎用、与其他药物相互作用"的情况，不要自己任意服用或增减用药剂量。

7. 大手术之前是否停药请遵医嘱。

8. 患有银屑病（俗称牛皮癣）或有银屑病家族史的患者，在慎重考虑利弊之后，方可决定是否应用。

9. 有严重过敏史、正在进行脱敏治疗的患者服该药应严格遵医嘱。

◎ 贮藏

30℃以下避光保存。

✿ 奈必洛尔（Nebivolol）

◎ 适应证

单独使用或联合其他抗高血压药物治疗原发性高血压。

◎ 用法用量

1. 推荐开始剂量每日 1 次，每次 5mg。每个人服药后血压降低程度不同，如病情需要可在 2 周后增加剂量，直至最大剂量不超过每日 40mg。

2. 在肾严重受损的患者中，奈必洛尔的剂量要调整。因为在透析患者中没有进行正式临床试验，所以奈必洛尔用于透析患者要谨慎。在中度肝脏功能受损的患者，要从更小剂量开始服用。奈必洛尔在严重肝受损的患者中没有正式进行研究，因此不能用于这些患者。

◎ 主要不良反应

已知的主要不良反应为头痛、心动过缓、恶心。

◎ 禁忌证

1. 严重心动过缓（如心跳次数<50 次/分），Ⅰ度以上的心脏传导阻滞，心源性休克，失代偿性心力衰竭（如有严重的憋气、胸闷、端坐位呼吸急促、低血压等急性心功能不全发作或仍需要静脉注射药物治疗心功能不全时），病态窦房结综合征（除非安装有永久起搏器），严重肝损害，对药品的任何一部分过敏者禁用。肾功能不全

45

慎用。

2. 人体研究尚不充分，只有判断在使用奈必洛尔时，其临床获益大于风险，方可用于孕妇。是否分泌入人类的乳汁不清楚，因为许多其他 β 受体阻断药可分泌入乳汁，以及具有潜在的严重不良反应，如心动过缓，因此在哺乳期不推荐使用奈必洛尔。

◎ 注意事项

1. 用于年龄<18 岁者的安全性和疗效尚不明确。

2. 与食物同服，药物疗效不受影响。

3. 遵从医生告知的、药品说明书上列举的需要"慎用、与其他药物相互作用"的情况，不要自己任意服用或增减用药剂量。

◎ 贮藏

遮光，密封保存。

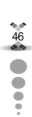

 卡维地洛（Carvedilol）

商品名：金络、瑞欣乐、康达欣、
妥尔、络德、枢衡、卓异、凯络

◎ 适应证

1. 用于原发性高血压的治疗，可单独使用或与其他抗高血压药特别是噻嗪类利尿药联合使用。

2. 其他治疗作用，在此不作详细叙述。

◎ 用法用量

1. 治疗原发性高血压，单独使用或与氢氯噻嗪等联合使用，成人推荐该药在开始治疗的前 2 天剂量为每次 6.25mg，每日 2 次，以后每次 12.5mg，每日 2 次，如病情需要可在 2 周后将剂量增加到最大推荐用量每日 50mg，每日 1 次或分 2 次服用。

2. 老年人用初始剂量每次 12.5mg，每日 1 次，即可在某些患者中取得满意疗效。若效果不好，可在间隔至少 2 周后将剂量增加到推荐最大用量每日 50mg，每日 1 次或分次服用。

3. 尚无 18 岁以下患者使用该药的研究资料。

◎ **主要不良反应**

1. 中枢神经系统　偶尔发生轻度头晕、头痛、乏力，特别是在治疗早期。抑郁、睡眠紊乱、感觉异常罕见。

2. 心血管系统　治疗早期偶尔有心动过缓、直立性低血压，很少有突然晕倒。外周循环障碍（四肢发凉）不常见，可使原有的间歇性跛行（行走一段路程后腿部肌肉疼痛，酸胀无力，继续行走的话，因为症状加重而被迫停止，休息片刻，疼痛缓解，可继续行走，如此反复），或有雷诺现象（四肢冰冷）的患者症状加重。水肿和心绞痛均不常见。个别患者出现房室传导阻滞和心力衰竭加重。

3. 呼吸系统　有哮喘或呼吸困难倾向的患者偶尔用药后发病。极少数感到鼻塞。

4. 消化系统　腹痛、腹泻、恶心、便秘和呕吐。

5. 皮肤　可出现皮疹、瘙痒等。可能会发生银屑样皮肤损害或使原有的病情加重。

6. 生化和血液系统　很少见血清转氨酶水平升高，血小板减少，白细胞减少。

7. 代谢　可能使原有糖尿病的患者病情加重。心衰患者偶见体重增加及胆固醇水平升高。

8. 其他　很少的患者会发生四肢疼痛。极少数发生口干、排尿障碍、性功能减退、视觉障碍及眼部刺激感。戴隐形眼镜者应注意该药可能会引起眼睛干燥。有心力衰竭和弥漫性血管病变和（或）肾功

47

能不全的患者可能会进一步加重肾功能损害，个别病例可出现肾衰竭。

◎ 禁忌证

1. 纽约心脏病协会心功能分级为Ⅳ级的失代偿性心力衰竭（安静状态下严重的憋气、胸闷、端坐位呼吸急促、低血压等严重心功能不全），需使用静脉正性肌力药物。

2. 哮喘或伴有支气管痉挛的慢性阻塞性肺疾病。

3. 肝功能异常。

4. Ⅱ~Ⅲ度房室传导阻滞。

5. 严重心动过缓（日间清醒状态下心跳次数<50次/分）。

6. 心源性休克。

7. 病态窦房结综合征（包括窦房阻滞）。

8. 严重低血压（收缩压<85mmHg）。

9. 对卡维地洛过敏。

◎ 注意事项

1. 卡维地洛可能会增强胰岛素或口服降糖药的作用，而低血糖的症状和体征（尤其是心悸、心跳加速）可能被掩盖或减弱，而不易被发现，因此建议定期监测血糖水平。

2. 治疗一般需长期使用，不能骤停，必须逐渐减量，服药期间至停药的过渡过程至少需3天，常可延续达2周，这对合并冠心病的患者特别重要。

3. 服药时间与用餐无关，但对充血性心力衰竭患者建议饭中服用卡维地洛，以减缓吸收，降低直立性低血压的发生。

4. 治疗伴有低血压（收缩压<100mmHg）、缺血性心脏病、弥漫性血管病或肾功能不全的充血性心力衰竭患者时，可引起可逆性肾功能障碍，此类患者在增加卡维地洛药量时，应密切监测肾功能。如发

生肾功能减退时，应减少卡维地洛的用量或停药，肾功能往往可以恢复。

5. 可能掩盖甲状腺功能亢进的症状。

6. 可能会增加患者过敏的机会或导致过敏反应加重，因此有严重过敏史的和正在接受脱敏治疗的患者应小心使用。

7. 变异型心绞痛（以冠状动脉血管痉挛为主，心电图表现为一过性的 ST 段抬高）患者使用非选择性 β 受体阻断药时可能引发胸痛，虽然卡维地洛的 α 受体阻断作用可能会预防心绞痛的发生，但目前尚无在这类患者中使用的临床经验。怀疑有变异型心绞痛的患者必须小心使用。

8. 外周血管失调的患者（如有雷诺现象）应用卡维地洛可能会加重病情。

9. 手术患者使用卡维地洛要小心，因为卡维地洛与麻醉药有协同的负性肌力作用及低血压。

10. 由于缺少临床经验，在不稳定或继发性高血压患者中请小心应用该药。卡维地洛降低警觉性，对驾驶和机器操作能力有影响，这种影响因人而异，在用药开始、剂量改变和合并饮酒时更为明显。

11. 患有喘息型支气管炎、支气管哮喘、慢性阻塞性肺部疾病的患者需要在医生指导下谨慎使用。

12. 遵从医生告知的、药品说明书上列举的需要"慎用、与其他药物相互作用"的情况，不要自己任意服用或增减用药剂量。

13. 运动员应注意，在兴奋剂检测中，该药含有的活性成分可能会引起阳性反应。

◎ 贮藏

避光，密封保存。

阿罗洛尔（Arotinolol）

商品名：阿尔马尔

适应证

1. 用于轻、中度原发性高血压的治疗。

2. 其他治疗作用，在此不作详细叙述。

用法用量

治疗轻、中度原发性高血压，每次 10mg，每日 2 次，根据患者的年龄、症状增减剂量，如病情需要，可增至每日 30mg。

主要不良反应

1. 心血管系统　偶尔可出现心力衰竭、房室传导阻滞；有时可发生心动过缓；有时出现胸痛、胸部不适感、眩晕、站立不稳、低血压；偶见心房颤动（一种心律不齐，多数人表现为心悸、疲乏、脉搏次数小于心跳次数、心电图可以明确病情）、末梢血循环障碍（雷诺综合征，冷感等）、心悸、气喘。

2. 精神神经系统　有时出现乏力、倦怠感、头痛、头重、嗜睡。偶见忧郁、失眠。

3. 消化系统　有时出现软便、腹泻、腹部不适、腹痛、恶心、呕吐。偶尔有患者出现食欲减退、消化不良、腹胀感、便秘。有时可见转氨酶水平升高。

4. 呼吸系统　支气管痉挛（表现为呼气费力，严重时会吸气、呼气均费力，甚至因为严重缺氧而导致全身重要器官功能减低）、气喘、咳嗽。

5. 皮肤　皮疹、瘙痒、灼热感。

6. 其他　眼泪减少，眼睛疲劳，偶见视物不清。水肿、麻木、肌肉痛、脱发、口渴、白细胞增多等。

禁忌证

1. 严重心动过缓（日间清醒状态下心跳次数<50次/分）、心电图发现房室传导阻滞者（Ⅱ度、Ⅲ度）。

2. 心源性休克。

3. 病态窦房结综合征（包括窦房阻滞）。

4. 严重低血压（收缩压<85mmHg）。

5. 糖尿病性酮症酸中毒（糖尿病的一种急症，患者血糖明显增高，体内出现代谢障碍，尿液检测到酮体，严重的时候发生酸中毒则可以表现为呼吸慢而深长、有烂苹果样气味，甚至影响到血压和心跳，必须由医生紧急处理），代谢性酸中毒。

6. 有可能出现支气管哮喘或支气管痉挛者，肺动脉高压所致的右心衰竭，充血性心力衰竭（通常表现为憋气、胸闷、端坐位呼吸急促、低血压等）。

7. 未治疗的嗜铬细胞瘤（一种继发于肾上腺肿瘤的高血压）患者。

8. 孕妇。

注意事项

1. 手术前48小时内不宜服药。

2. 有充血性心力衰竭可能的患者、特发性低血糖（原因不明的低血糖）、血糖控制不满意的糖尿病、长时间禁食者、严重肝肾功能障碍、有末梢血循环障碍（雷诺综合征，间歇性跛行）者、老人及儿童慎用。

3. 影响驾车及操作机械的能力，服药期间如仍需操作，必须注意安全。

4. 哺乳妇女用药期间应停止哺乳。

5. 与降血糖药合用可增强降血糖作用。

6. 长期服药时，须定期进行心功能检查（测量心率、血压，做心电图、胸部 X 线片检查等）。

7. 遵从医生告知的、药品说明书上列举的需要"慎用、与其他药物相互作用"的情况，不要自己任意服用或增减用药剂量。

8. 运动员应注意，在兴奋剂检测中，该药含有的活性成分可能会引起阳性反应。

◎ **贮藏**

避光，贮藏于室温（15~30℃）中。

拉贝洛尔（Labetalol）

商品名：欣宇森

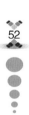

◎ **适应证**

用于治疗中度和重度的高血压。静注可用于高血压危象。

◎ **用法用量**

1. 口服，成人每次 100mg，每日 2 次。根据疗效隔日调整，维持量每次 200~400mg，每日 2~3 次，不宜超过每日 2.4g。儿童每日 3~4mg/kg，每日 2 次，根据疗效隔日调整，可达每日 20mg/kg。

2. 静脉注射，成人 20mg 或 1~2mg/kg 缓慢注射，必要时 15 分钟后重复。

3. 静脉滴注，2mg/min，根据反应调整剂量，总量可达 300mg。注射液不能与葡萄糖盐水混合滴注。

◎ **主要不良反应**

常见的有胃肠道反应、直立性低血压、心悸、眩晕、乏力、嗜睡、鼻塞、幻觉、性功能障碍等。亦有皮疹、注射部位疼痛。长期应用可引起风湿性关节炎和红斑狼疮综合征。

◎ **禁忌证**

对该药过敏者；支气管哮喘者；心源性休克患者；Ⅱ、Ⅲ度房室传导阻滞；重度或急性心力衰竭患者；窦性心动过缓者。

◎ **注意事项**

1. 能降低卧位及立位血压，引起直立性低血压，因而老年患者、合用利尿药时须适当减量。

2. 该药使用过程中，应逐渐加量，因为少数患者在服用该药后 2~4 小时示出现体位性低血压。同时应避免突然停药，建议 1~2 周内逐渐停药。

3. 儿童、孕妇、脑出血的患者不应静脉注射给药。

4. 妊娠、哺乳期妇女应慎用该药。

5. 嗜铬细胞瘤患者使用该药，偶可引起血压反常性增高。

◎ **贮藏**

避光，密闭保存。

三、钙通道阻滞药

动脉血管壁都含有一层平滑肌组织，平滑肌细胞的细胞膜上有很多小孔，参与细胞内外物质转运，其中有一种小孔叫做钙通道，主要参与钙离子转运，调节血管壁的收缩和舒张。在某些情况下，钙通道功能异常，使过多的钙离子经过通道进入细胞内，导致平滑肌收缩增强，最终引起高血压。钙通道阻滞药能够与钙通道结合，阻止钙离子进入平滑肌细胞内，解除平滑肌的收缩状态，使血管扩张，降低血压。

钙通道阻滞药有多种品种，1987 年世界卫生组织（WHO）将选择性钙通道阻滞药分为三类：①二氢吡啶类，如硝苯地平；②地尔硫
䓬类，如地尔硫䓬；③苯烷胺类，如维拉帕米。硝苯地平临床上主要用于治疗高血压，也可以用于冠心病的治疗；而地尔硫䓬和维拉帕米则主要用于心律失常和冠心病的治疗。

根据药物作用持续时间长短的不同，钙通道阻滞药又可以分为短效和长效两大类。短效钙通道阻滞药如硝苯地平由于其疗效短，血药浓度波动较大，不能平稳降压，目前已不用于高血压的治疗，而仅用于治疗冠心病血管痉挛性心绞痛；长效钙通道阻滞药包括在人体内半衰期较长的氨氯地平，还有释放缓慢、人体吸收时间较长的缓释或控释制剂，如硝苯地平缓释片、控释片。长效钙通道阻滞药的血中药物峰值浓度较低而平稳，作用时间长，副作用较小，基本上克服了短效硝苯地平的缺点。

钙通道阻滞药降压起效迅速，降压疗效和降压幅度相对较强，疗效在个体之间的差异比较小，与其他类型降压药物联合治疗能明显增强降压效果。除心力衰竭外，钙通道阻滞剂较少有禁忌证，对血脂、血糖等代谢无明显影响，长期控制血压的能力和服药依从性比较好。相对于其他降压药，钙通道阻滞药还具有以下优势：①对于老年患者有比较好的降压效果；②可以减轻高血压常见的左心室肥厚；③高盐饮食、饮酒量大的患者也有明显的降压效果；④可以用于高血压合并糖尿病、冠心病或外周血管病；⑤长期使用，具有降压之外的抗动脉粥样硬化作用，降低脑卒中的发生率。

美国高血压预防、检测、评估和治疗联合委员会第 7 次报告（JNC7）推荐钙通道阻滞药用于老年人高血压、单纯收缩期高血压（舒张压的水平没有达到高血压诊断标准）、高血压合并心绞痛或周围动脉疾患。

　　钙通道阻滞药相关的常见不良反应包括心悸、乏力、面部潮红、头痛、头晕、踝部水肿等，多为剂量过大或药物本身作用太快使血管扩张导致的，也与患者的特异质反应有关。短效制剂作用时间短而快，容易出现不良反应，而长效的药作用时间长，药效缓，不良反应相对少一些。

　　钙通道阻滞药的禁忌证较少，但对这类药物过敏、主动脉瓣严重狭窄的患者禁用。

（一）二氢吡啶类

 硝苯地平（Nifedipine）

商品名：心痛定、伲福达、得高宁、拜新同、欣然、纳欣同、克立坦、圣通平、弥新平、久保卡迪、信谊、利焕、安维信、天平、昂立康、源孚

◎ **适应证**

　　1. 单独或者与其他降压药物合用治疗高血压。

　　2. 其他治疗作用，在此不作详细叙述。

◎ **用法用量**

　　应根据治疗效果、不良反应情况来调节剂量。

　　1. 硝苯地平普通片剂，每片 10mg，每次口服 10mg，每日 3 次。

　　2. 硝苯地平缓释片，每片 20mg，每次口服 20mg，每日 2 次。

　　3. 硝苯地平控释片，每片 30mg，常用剂量每次 30mg，每日 1 次。

　　硝苯地平治疗高血压疗效肯定，是临床上最常用的降压药物之

一。硝苯地平种类繁多，但根据不同剂型主要分为三类：硝苯地平普通片剂、硝苯地平缓释片和硝苯地平控释片。其中硝苯地平普通片口服或舌下含服吸收迅速，约 15 分钟起效，降压作用持续 4~6 小时。硝苯地平缓释片在体内缓慢释放，作用持续时间 12 小时。硝苯地平控释片采用控释技术，外表采用半透膜包裹，是一种只允许水分进入而不允许药物释放到膜外的结构，再在半透膜上打一个激光微孔，服药后胃肠道内的水分经半透膜渗入内部，使药物经激光微孔以恒定的速度或近似恒定的速度释出。这一技术可以使血药浓度保持平稳，这种释药方式也不受药片外部环境 pH 值、胃肠蠕动与进食的影响。口服硝苯地平控释片后，降压持续时间 24 小时以上。

硝苯地平普通片溶解：药片外膜及基质全部溶解、释放，溶解迅速（约 15 分钟），多在小肠上段吸收，吸收迅速，降压迅速，波动幅度较大。

硝苯地平缓释片溶解：药片的外膜在肠道内不被分解，使药物释放缓慢，降压持续时间长，持续约 12 小时，血压波动幅度小，但服药早期释放速度较晚期慢，所以服药晚期血压会升高，因此多为每日服药 2 次。

硝苯地平控释片作用原理：药片外膜为半透膜，在肠道内不溶解且只能允许水进入，其他物质不能进出，水被内部的多聚物吸收，药片内压力增大，使药物从微孔释放出，药物释放更加缓慢、均匀，持续 20 小时以上，每日服用 1 次，能平稳降压。

◎主要不良反应

1. 常见的不良反应主要与药物扩张血管有关，如心悸、乏力、脸部潮红（面部血管过度扩张导致脸红）、头痛、头晕、脚踝部水肿。

2. 一过性低血压的发生多为剂量过大或者药物本身作用太快，使血管扩张而导致，也与患者个体的特异质反应有关。

3. 脑血管扩张使脑血流增加出现头痛、头晕。

4. 下肢血管扩张导致脚踝部水肿，水肿会随着服药时间的延长而减轻，但部分患者会一直有，但只要一停用硝苯地平，水肿的症状就会消失。当然，血管过度扩张也可出现或加重心悸，甚至出现低血压。

5. 其他如胃肠功能紊乱、便秘、腹泻、胃肠痉挛、腹胀、肝功能异常、转氨酶水平升高，少数可以出现黄疸。

6. 皮肤过敏反应，如瘙痒、荨麻疹。

7. 剂量过大（＞60mg/d）有神经过敏、睡眠紊乱、视物模糊、平衡失调、抽搐等神经系统症状。

8. 少见的不良反应有贫血、白细胞减少、血小板减少、紫癜、过敏性肝炎、齿龈增生等。

禁忌证

1. 对二氢吡啶类药物或该品中任何成分过敏者禁用。
2. 严重的主动脉瓣狭窄。
3. 心源性休克或低血压者禁用。
4. 孕妇及哺乳期妇女。

注意事项

1. 硝苯地平缓释片或控释片不能掰成两半分开服用。如果损坏了药片的外膜则破坏了药物的缓释作用而影响药效。

2. 服用硝苯地平控释片的患者大便中有时会发现整片的药物，并不是因为药物完全没有吸收、消化，而是其特殊剂型导致的（如前所述），大便中的药片仅是药壳而已，有效成分已经释放出去了。

3. 部分患者服药之后发生的轻中度外周水肿，与动脉扩张有关。水肿多初发于下肢末端，特别是脚踝部。水肿会随着服药时间的延长而减轻，但部分患者会一直有。但只要一停用硝苯地平，水肿的症状就会消失。

4. 充血性心力衰竭。少数接受 β 受体阻断药的患者开始服用硝苯地平后可发生胸闷憋气，或原有的呼吸困难加重，无法平卧休息，这些都是临床上心力衰竭的表现，可能与该药直接抑制心脏的收缩有关。

5. 肝肾功能不全、正在服用 β 受体阻断药的患者应该慎用硝苯地平，宜从小剂量开始，防止诱发或加重原有的低血压，防止心绞痛、心力衰竭，甚至心肌梗死的发生。

6. 长期服药不宜骤停，以避免发生停药综合征而出现反跳现象（突然停药后使原来的症状加重，血压反弹）。

贮藏

避光，密封保存。如果药瓶已经开封，请务必用后将瓶盖拧紧，温热、潮湿可能破坏药物。尽量放在儿童不能触及的地方。

 ## 尼群地平（Nitrendipine）

商品名：尼群地平片、舒麦特

适应证

1. 单独或者与其他降压药物合用治疗高血压。
2. 其他治疗作用，在此不作详细叙述。

用法用量

治疗高血压初始剂量每次 10mg，每日 2 次，根据血压变化调整服用量，每隔 2 周增加 1 次，最高不超过 40mg，每日 2 次。

主要不良反应

与硝苯地平相似，常见为头痛、面部潮红、心悸、眩晕、足踝部水肿等，为血管扩张的结果。较少见的有头晕、恶心、低血压、心绞痛发作，一过性低血压。该药过敏者可出现过敏性肝炎、皮疹，甚至剥脱性皮炎等。

禁忌证

对二氢吡啶类药过敏及严重主动脉瓣狭窄者禁用。

注意事项

1. 请按医生处方服用该药，否则将难以达到最佳治疗效果。给药剂量应个体化，应基于疾病的严重程度及患者对药物反应情况。根据患者的临床症状，逐步建立标准的给药方案。

2. 该药的作用时间比较短，属于短效制剂，中、重度高血压患者难以用此药理想控制血压，易造成血压波动。

3. 在无禁忌证的情况下，该药常需要与其他降压药物合用。与其他药物合用时有进一步降压的作用，应在医生的指导下合用其他降压药。

4. 该药在肝内代谢，肝功能不全时药物代谢速度降低，使血药浓度可增高，作用持续时间延长，应在医生的指导下调整服药剂量。肾功能不全时对药代动力学影响小。

5. 绝大多数患者服用此药后仅有可以耐受的轻度低血压反应，在初期调整药量期间或者增加药物用量的时候，个别患者可出现严重的体循环低血压症状，故在首次服用药物或药物剂量调整期间须定期测量血压，应在服药后 1~2 小时后测量血压为宜。

6. 已经证明极少数的患者，特别是那些有严重冠状动脉狭窄的患者，在服用此药或者增加剂量期间，心绞痛或心肌梗死的发生率增加。可能与血压降低过快，使心率反射性增加，心肌需氧量增加有关。

7. 充血性心力衰竭。少数接受 β 受体阻断药的患者开始服用硝苯地平后可发生心力衰竭，可能与直接抑制心脏收缩有关。

8. 与地高辛、西咪替丁等药物合用时，应在医生的指导下服用。

9. 妊娠妇女禁忌。大剂量服用，可影响胎盘发育。

◎ 贮藏

避光，密封保存。如果药瓶已打开务必将瓶盖拧紧。温热、潮湿可能破坏药物。尽量放在儿童不能触及的地方。

尼卡地平（Nicardipine）

商品名：阿法多欣、毓罗通、仙立、佩尔、卡尼亚、贝立宁、丹颐、卡舒泰、欣舒力达

◎ 适应证

1. 单独或者与其他降压药物合用治疗高血压。

2. 其他治疗作用，在此不作详细叙述。

◎ 用法用量

治疗原发性高血压口服每日 10～20mg，每日 3 次，不同的人服用该药后，疗效在个体之间的差异比较大，因此应小剂量给药，逐渐加量，增加剂量前至少连续给药 3 日以上，以保证达到稳态血药浓度。可与利尿药、β 受体阻断药等抗高血压药物合用。

◎ 主要不良反应

1. 足踝部水肿、头晕、头痛、面部潮红等多为局部血管扩张所致。

2. 有时出现丙氨酸转氨酶（ALT）、天冬氨酸转氨酶（AST）水平升高。

3. 较少见的情况下有心悸、心动过速、心绞痛加重，出现这些

情况，请及时就医。

4. 少数时候患者会有恶心、口干、便秘、乏力、皮疹等。

◎ 禁忌证

对尼卡地平过敏、重度主动脉狭窄及脑中风急性期颅内压增高的患者禁用。孕妇、哺乳期妇女者禁忌。

◎ 注意事项

1. 请按医生处方服用该药，否则将难以达到最佳治疗效果，给药剂量应个体化。

2. 该药为短效制剂，血压波动较大，而且不能控制清晨高血压，因此在无禁忌证的情况下，加用其他降压药物，减少不良反应，增加疗效。

3. 该药在肝内代谢，肝功能不全时药物代谢速度降低，使血药浓度可增高，作用持续时间延长，应在医生的指导下调整服药剂量。肾功能不全时对药代动力学影响小。

4. 绝大多数患者服用此药后仅有可以耐受的轻度低血压反应，在初期调整药量期间或者增加药物用量的时候，个别患者可出现严重的体循环低血压症状，故在首次服用药物或药物剂量调整期间须定期测量血压，应在服药后 1～2 小时后测量血压为宜。

5. 已经证明极少数的患者，特别是那些有严重冠状动脉狭窄的患者，在服用此药或者增加剂量期间，心绞痛或心肌梗死的发生率增加。可能与血压降低过快，使心率反射性增加，心肌需氧量增加有关。

6. 该药轻度抑制心脏收缩，心功能不全患者应用可使心衰加重，应慎用。

7. 与其他降压药合用有进一步降压的作用，应在医生的指导下合用其他降压药。

8. 停用该药时应逐渐减少剂量，并密切观察病情

9. 与其他药物合用，如地高辛、西咪替丁等药物合用时，应在医生的指导下服用。

10. 对妊娠的影响还不确定，但可通过乳汁排泄，妊娠妇女、哺乳期妇女慎用。

◉ 贮藏

避光，密封保存。

◉ 尼索地平（Nisodipine）

商品名：尼尔欣、可谛、蒂益欣、优得宁、欣雪平、博平、吉尼乐尔、默泰、尼力、欣诺金

◉ 适应证

1. 单独或者与其他降压药物合用治疗高血压。
2. 其他治疗作用，在此不作详细叙述。

◉ 用法用量

治疗原发性高血压口服每次 10～40mg，每日 1 次。可与利尿药、β 受体阻断药等抗高血压药物合用。

◉ 主要不良反应

1. 足踝部水肿、头晕、头痛、面部潮红等多为局部血管扩张所致。

2. 主要为头痛、周围水肿，多轻微短暂。不良反应与剂量相关。突然停药可导致心绞痛发作。

3. 较少见的情况下有心悸、心动过速、心绞痛加重，出现这些情况，请及时就医。

◎ 禁忌证

对二氢吡啶类药过敏者、孕妇及哺乳期妇女禁忌使用。

◎ 注意事项

1. 请按医生处方使用本药，给药剂量应个体化。

2. 低血压者，肝、肾功能不全者慎用。

◎ 贮藏

避光，密封保存。

❋ 非洛地平（Felodipine）

商品名：波依定、立方立诺、联环尔定、康宝得维、利民、江波、易特欣

◎ 适应证

1. 单独或者与其他降压药物合用治疗高血压。

2. 其他治疗作用，在此不作详细叙述。

◎ 用法用量

非洛地平治疗高血压的初始剂量为每次 2.5mg，每日 1 次，维持量为每日 5～10mg，必要时可进一步加量或加用其他降压药。

◎ 主要不良反应

1. 部分患者服用该药后，可出现面色潮红、头痛、头晕、心悸和疲劳，这些反应大部分具有剂量依赖性，并且是在剂量增加后开始的短时间内出现。这种情况通常是暂时的，应用时间延长后一般可以消失，也有的患者在服药期间一直伴有水肿。

2. 部分患者可出现与剂量有关的脚踝水肿，牙龈或牙周炎的患者用药后可能会引起轻微的牙龈肿大，停药后消失。

3. 在极少数患者中可能会引起显著的低血压伴心动过速，在敏感的患者当中可能会引起心肌缺氧。

4. 偶尔见到皮疹、瘙痒。

◎ 禁忌证

对二氢吡啶类钙通道阻滞药过敏的患者不能服用该药。

◎ 注意事项

1. 请按医生处方服用本药，给药剂量应个体化。

2. 该药在肝内代谢，肝功能不全时药物代谢速度降低，使血药浓度增高，作用持续时间延长，应在医生的指导下调整服药剂量。肾功能不全患者一般不需要调整建议剂量。

3. 绝大多数患者服用此药后仅有可以耐受的轻度低血压反应，在初期调整药量期间或者增加药物用量的时候，个别患者可出现严重的体循环低血压症状，故在首次服用药物或药物剂量调整期间须定期测量血压，应在服药后 2.5~5 小时后测量血压为宜。

4. 极少数的患者，特别是那些有严重冠状动脉狭窄的患者，在服用此药或者增加剂量期间，心绞痛或心肌梗死的发生率增加。可能与血压降低过快，使心率反射性增加，心肌需氧量增加有关。

5. 该药轻度抑制心脏收缩能力，心功能不全患者应用，可使心衰加重，应慎用。

6. 与其他降压药合用有进一步降压的作用，应在医生的指导下合用其他降压药。

7. 该药应空腹口服或食用少量清淡饮食，应整片吞服勿咬碎或咀嚼。保持良好的口腔卫生可减少牙龈增生的发生率和严重性。

8. 与其他药物合用，如地高辛、西咪替丁及抗癫痫药物合用时，应在医生的指导下服用。

9. 该药可通过胎盘，有可能影响胎儿发育，慎用于孕妇、哺乳期妇女和儿童。

⊚ 贮藏

避光，密封保存。如果药瓶已打开务必将瓶盖拧紧。温热、潮湿可能破坏药物。尽量放在儿童不能触及的地方。

氨氯地平（Amlodipine）

商品名：络活喜、兰迪、力斯得、平能、玄宁、安内真、伏络清、奥万路、宁立平、压氏达、亚斯克平、欣络平、施慧达、可苏

⊚ 适应证

1. 单独或者与其他降压药物合用治疗高血压。

2. 其他治疗作用，在此不作详细叙述。

⊚ 用法用量

初始剂量 2.5~5mg，每日 1 次，可根据血压变化调节服用剂量，最大可增至 10mg，每日 1 次。

⊚ 主要不良反应

该药在每日 10mg 的剂量范围内，大多数不良反应是轻、中度，可以接受的。

1. 水肿、头晕、潮红和心悸一般都与药物扩张血管有关，发生率为 1%。

2. 过敏反应。

3. 虚弱、心动过速、胸痛。

4. 低血压。

5. 便秘、消化不良、吞咽困难、腹泻等。

65

6. 与其他钙通道阻滞药相似，有极少数报道患者发生心肌梗死和胸痛，而且这些不良反应不能与患者本身的基础疾病明确区分。

7. 尚未发现与该药有关的实验室检查结果异常。

◎ 禁忌证

对二氢吡啶类药物过敏的患者禁止服用该药。

◎ 注意事项

1. 请按医生处方服用本药，给药剂量应个体化。

2. 用药剂量根据个体需要请遵医嘱进行调整，调整期一般应不少于 7~14 天，以便医生充分评估患者对该剂量的反应。

3. 极少数的患者，特别是那些心脏的冠状动脉血管有严重狭窄的患者，在服用此药或者增加剂量期间，心绞痛或心肌梗死的发生率增加。可能与血压降低得过快，使心率反射性增加，心脏对于氧气的需求量增加所致。

4. 由于该药是逐渐产生扩张血管的作用，所以口服后一般很少出现急性低血压。在首次服用药物或药物剂量调整期间，必须定期测量血压，应该在服药后 6~12 小时后测量血压为宜。

5. 该药轻度抑制心脏收缩，心功能不全的患者必须在医生的监测下，遵从医嘱用药。

6. 该药通过肝代谢，肝功能不全时药物作用持续的时间延长，所以应在医生的指导下调整服药剂量。肾功能不全的患者一般不需要调整建议剂量。

7. 与其他降压药合用有进一步降压的作用，应在医生的指导下用药。

8. 老年患者可以服用正常剂量，但刚开始服用该药的时候，宜用较小剂量，再逐渐增加剂量为妥。

9. 妊娠和哺乳妇女的用药的安全性尚未确定，如果医生决定使用该药治疗，请严格遵守医嘱。

10. 目前没有儿童使用该药的报道，因此不能用于儿童。

11. 严重药物过量能导致外周血管过度扩张，继而出现显著而持久的全身性低血压。需要立即就医。

贮藏

避光，密封保存。应放在儿童不能触及的地方。

 ## 贝尼地平（Benidipine）

商品名：可力洛、元治

适应证

1. 单独或者与其他降压药物合用治疗高血压。

2. 其他治疗作用，在此不作详细叙述。

用法用量

早饭后口服。成人用量通常为每次 2~4mg，每日 1 次。应根据年龄及症状调整剂量，如效果不满意，可增至每次 8mg，每日 1 次。重症高血压病患者应每次 4~8mg，每日 1 次。

主要不良反应

1. 少数患者可出现肝功能损伤的表现，如有异常应停药。

2. 少数患者出现尿素氮（BUN）、肌酐水平升高。

3. 血液　少数患者出现白细胞数减少、嗜酸性粒细胞增多。

4. 可出现心悸、颜面潮红、潮热、血压降低、心动过缓、心动过速、头痛、眩晕、直立性低血压、便秘、恶心。

禁忌证

1. 心源性休克患者，服用该药有可能使症状恶化。

2. 孕妇或有可能妊娠的妇女、哺乳期妇女禁用。

3. 对二氢吡啶类药过敏者。

注意事项

1. 请按医生处方服用该药，给药剂量应个体化。

2. 血压过低患者慎重用药。

3. 该药有可能加重肝功能损伤，严重肝功能损害患者慎用。

4. 突然停用钙通道阻滞药，有症状恶化的病例报告，因此停用该药时，应逐渐减量并注意观察。

5. 进行持续性门诊腹膜透析的患者，有时透析液呈白浊状，故应注意与腹膜炎等的鉴别。

贮藏

30℃以下避光储存。

拉西地平（Lacidipine）

商品名：司乐平、乐西平、息洛新

适应证

用于治疗高血压病，可单独或者与其他降压药物合用。

用法用量

初始剂量为 4mg，每日 1 次，3~4 周后可加量到每日 8mg，老年患者、肝脏疾病患者初始剂量为 2mg，每日 1 次。

主要不良反应

1. 多与其血管扩张作用有关，如头痛、皮肤潮红、水肿、眩晕、乏力、心悸，通常短暂，继续使用症状可以逐渐消失或减弱。

2. 少见有皮疹、红斑、瘙痒、食欲减退、恶心、多尿，罕见胸痛、齿龈增生、一过性碱性磷酸酶水平升高。一般停药后可逐渐消失或恢复正常。

◎ 禁忌证

1. 对二氢吡啶类药过敏者。

2. 孕妇及哺乳期妇女禁忌使用。

◎ 注意事项

1. 请按医生处方服用该药，给药剂量应个体化。

2. 有窦房或房室传导阻滞者、心功能不全者慎用。

3. 肝功能不全者作用效果增加。

4. 与其他降压药合用，增加降压效果。与西咪替丁合用，可增加该药的血浓度。

5. 对二氢吡啶类药物或该药中任何成分过敏者禁用。

◎ 贮藏

30℃以下避光储存。

 乐卡地平（Lercanidipine）

商品名：再宁平、圣华曦

◎ 适应证

用于治疗轻、中度高血压。

◎ 用法用量

推荐剂量为10mg，每日1次，餐前15分钟口服，根据患者反应可增至每次20mg。

◎ 主要不良反应

1. 不良反应同其扩血管作用有关，如面部潮红、踝部水肿、心

69

悸、心动过速、头痛、眩晕。

2. 偶见胃肠道反应、皮疹、疲劳、嗜睡、肌肉痛、低血压等。

◎ 禁忌证

1. 对二氢吡啶类药过敏者。

2. 孕妇及哺乳期妇女禁忌使用。

◎ 注意事项

1. 请按医生处方服用该药，给药剂量应个体化。

2. 左室流出道梗阻或主动脉瓣狭窄、未经治疗的充血性心力衰竭和不稳定心绞痛患者慎用该药。

3. 严重肝、肾功能损伤疾病者应谨慎使用该药。

4. 18 岁以下患者不宜使用该药。

5. 孕妇及哺乳期妇女不应使用该药。

◎ 贮藏

室温，干燥处及儿童不宜接触到的地方。

（二）硫氮䓬酮类

地尔硫䓬（Diltiazem）

商品名：合心爽、恬尔心、心泰、贝洛信、太韦特、迪尔松、艾克朗、奥的镇、合贝爽

地尔硫䓬属于非二氢吡啶类钙通道阻滞药，对心脏的选择性与其他钙通道阻滞药相比较高，具有较强的扩张血管作用，相同剂量对冠脉的作用强于大动脉和心肌，可用于治疗冠心病心绞痛。地尔硫䓬在缓解冠脉痉挛收缩、扩张冠脉、改善心肌缺血的同时能降低血压、减

慢心率，使心肌耗氧量下降，还能降低血脂，改善血流变。

适应证

1. 治疗轻、中度高血压。

2. 其他治疗作用，在此不作详细叙述。

用法用量

应根据治疗效果，不良反应情况来调节剂量。

1. 普通片剂，每片 30mg，每次口服 30mg，每日 3 次。

2. 缓释片，每片 90mg，每次口服 90mg，每日 1~2 次。

主要不良反应

1. 与其他的钙通道阻滞药类似，常见的不良反应包括水肿、头痛、恶心、眩晕、无力，多为血管扩张所致，停药后症状消失。

2. 心血管系统　地尔硫䓬可轻度抑制房室收缩传导过程，因此大剂量时可出现心动过缓、传导阻滞等；静脉注射时，可出现血压降低。

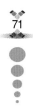

71

3. 神经系统　少见，多梦、遗忘、抑郁、步态异常、幻觉、失眠、神经质、感觉异常、性格改变。

4. 消化系统　厌食、便秘、腹泻、转氨酶水平轻度升高。

禁忌证

1. 对二氢吡啶类药物或该药中任何成分过敏者禁用。

2. 病态窦房结综合征、高度房室传导阻滞、孕妇禁用。

注意事项

1. 请按医生处方服用该药，给药剂量应个体化。

2. 不良反应多为暂时的，继续应用该药也可消失。如果反应为持续性应停药。

3. 该药可延长房室兴奋传导，此作用可异常减慢心率或出现轻度房室传导阻滞，因此各种原因的缓慢性心律失常患者禁用本品。

4. 该药可轻度抑制心脏收缩，在心室功能受损的患者单用或与β受体阻断药合用的患者慎用。

5. 服用剂量较大时，偶可出现低血压。该药可出现轻度肝损伤，表现为天冬氨酸转氨酶、丙氨酸转氨酶等明显增高，停药可恢复。

6. 由肾和胆汁排泄，长期给药应定期监测肝肾功能。肝、肾功能受损者应用该药应谨慎。

7. 与其他影响心肌收缩力或房室传导的药物合用时，必须在心内科医生的指导下对服药剂量进行调整。

8. 缓释胶囊应整粒吞服，不要掰断或咀嚼，以免影响药物释放。

◎ 贮藏

避光，密封保存。如果药瓶已打开务必将瓶盖拧紧，温热、潮湿可能破坏药物。尽量放在儿童不能触及的地方。

（三）苯烷胺类

◎ 维拉帕米（Verapami）

商品名：维拉帕米片、异搏定、巴平特佳、诺富生、盖衡、奥地迈尔

由于该药的血管、心脏选择性低，心脏的负性肌力作用明显，扩张血管降低血压的作用较硝苯地平等钙离子通道阻滞剂弱，目前多不作为高血压治疗的首选。

◎ 适应证

1. 单独或者与其他降压药物合用治疗高血压。

2. 其他治疗作用，在此不作详细叙述。

用法用量

1. 普通片剂　每片 40mg。每次口服 40mg，每日 3 次。

2. 缓释片剂　每片 240mg。每次口服 120~240mg，每日 1 次

3. 胶囊剂　每粒 240mg。每次口服 240mg，每日 1 次。

主要不良反应

1. 主要表现在心率减慢、血压下降、心肌收缩力减弱等方面，一般耐受性良好。

2. 可有便秘、恶心、眩晕或头晕、头痛、面红、疲乏、神经衰弱、足踝水肿等。

3. 罕见有过敏反应如瘙痒、红斑、皮疹，肝转氨酶或碱性磷酸酶水平升高、齿龈增生。

禁忌证

1. 严重心力衰竭、心源性休克、Ⅱ 度以上房室传导阻滞、病态窦房结综合征禁用。低血压者慎用或忌用。

2. 对二氢吡啶类药物或该药中任何成分过敏者禁用。

注意事项

1. 请按医生处方服用该药，给药剂量应个体化。

2. 血小板功能低下时慎用。

3. 偶尔静脉应用时妊娠妇女可发生阵发性室上性心动过速，应予注意。

4. 药物过量可致血压过低、心率减慢、传导阻滞、心脏停搏。过量误服后应住院监测，并根据情况对应处理。

贮藏

遮光，密封保存。

四、血管紧张素转换酶抑制药（ACEI）

血管紧张素转换酶抑制药（ACEI）是近 20 年来治疗高血压的一种新上市的药物。现已被世界卫生组织和我国高血压防治指南推荐为治疗高血压病的主要药物之一。

人体内有一种收缩血管的物质称为"血管紧张素Ⅱ"，它不但可以使血管收缩血压升高，而且还可以使人体内其他的一些物质产生增多（如醛固酮和去甲肾上腺素等），这些物质既可以使血压升高，也可以使器官和组织的结构发生改变。所以，当人体内血管紧张素Ⅱ明显增加时，可导致两种后果：血压升高和器官组织结构的改变，后者在医学上又称为"心血管重塑"，并且最终可导致心脏等重要器官的功能下降。因此，如果要使升高的血压降下来，减少或避免心血管重塑，方法之一就是减少人体内血管紧张素Ⅱ的生成，而 ACEI 恰恰可以达到这一目的。

那么 ACEI 是如何减少血管紧张素Ⅱ的生成的呢？人体内血管紧张素Ⅱ的生成需要另一种物质的参与，医学上称为"血管紧张素转换酶"，如果该酶受到抑制，就可以使血管紧张素Ⅱ的生成减少。ACEI 就是一类抑制"血管紧张素转换酶"的药物，因此它可减少血管紧张素Ⅱ的生成，使血管舒张，血压降低，与此同时还可减少心血管重塑，发挥其保护心脏等人体内的重要器官的作用，尤其对冠心病心肌梗死、心功能不全患者的心肌重塑有预防改善作用，这是 ACEI 类药物最显著的优点之一。

ACEI 在降压的同时对肾的血流灌注、糖尿病肾保护及减少肾功能不全患者的尿蛋白等有明确的效益作用，因此肾功能不全的高血压患者使用 ACEI 具有很好的疗效。

一般来讲，ACEI 的不良反应较少而且轻微，大多数患者都能忍受，有少数患者可出现严重的不良反应。较常见的或者需要特别注意的不良反应主要有：①干咳：发生率为 10%～20%，即如果有 100 名患者使用本品，一般可有 10～20 名患者发生干咳，大部分人是不发生咳嗽的。主要表现为患者在无明显原因下（如受凉、淋雨等原因）出现咽痒、咳嗽等症状，因为不是呼吸道感染，所以一般没有咳痰，我们医学上称为"干咳"。干咳的产生原因不清，可能是由于 ACEI 能导致人体内一种物质（即缓激肽）增多，而该物质可以刺激支气管，从而引起咳嗽，绝大多数患者因为不能忍受咳嗽而需要停用 ACEI，停药后咳嗽症状可逐渐消失而不需要其他特殊的治疗。此时患者尤其需要注意的是：如果自己在服用 ACEI 类药物的过程中，无明显原因下出现咳嗽，可能是该类药物引起的不良反应，应首先咨询心血管专业的医生，经过换药（如 ARB 类等非 ACEI 类药物）、调药等多可使症状减轻或消失。它通常是患者不能忍受而停用 ACEI 的主要原因；②血钾浓度升高：服用 ACEI 类药物的患者可有血钾浓度升高，尤其对同时有肾功能减低或合并其他保钾药物或含钾药物或食物时多见。一般人体内血钾正常值在 3.5～5.5 mmol/L 之间，当血钾浓度 > 5.5mmol/L 时临床上诊断高血钾或高钾血症。由于 ACEI 能减少血管紧张素 II 的生成，从而使体内的另一种物质——醛固酮产生减少，而醛固酮的主要作用是排钾，因此，在长期使用 ACEI 药物时，机体尿钾排泄减少，血钾升高。故患者在服用 ACEI 过程中应定期抽血检查血钾，并尽量避免与保钾利尿剂（如螺内酯、氨苯蝶啶等）或者补钾药合用。高钾血症可对人体多器官系统产生不利影响，对心血管系统、神经、消化道均有不同表现，有任何不适要咨询医生；③血管神经性水肿：是该类药物的一种严重甚至致命的不良反应，主要是指发生在脸、四肢、唇、舌、声门和（或）喉部的水肿，这可能是药物的过敏反应。该不良反应罕见，但如果发生一般较严重，需要立即停用

ACEI 并及时就诊，症状严重的患者需要抢救。

如果 ACEI 中的任何一种药（如卡托普利）出现上述不良反应如干咳等，那么同属于 ACEI 的其他药物（如依那普利、雷米普利等）也会出现这些不良反应。因此要更换药时，不宜再选择 ACEI 之中的其他任何一种药物（如依那普利、雷米普利等），而建议患者使用 ACEI 之外的其他类型的降压药。如果血压此时控制良好，可用血管紧张素 II 受体拮抗药（ARB）替换，多可获得良好降压效果。另外，对于有血管神经性水肿等严重不良反应病史的患者，应禁用 ACEI 的同类其他药品，避免患者遭受危险。

目前用于治疗高血压病的 ACEI 的药品主要有卡托普利、依那普利、雷米普利、培哚普利、咪达普利、福辛普利、贝那普利、赖诺普利、西拉普利、佐芬普利、喹那普利等。

这类药物又分短效制剂和长效制剂。短效制剂一般每天需服 2~3 次（如卡托普利），长效制剂每天服用 1 次。建议患者尽量服用长效制剂，既方便服药又可平稳降压，防止血压过度波动对机体带来不利影响。

另外，ACEI 类药物又根据药物在体内代谢方式不同，可分为前体药和非前体药，即服用后是直接起降压作用，还是必须经过体内肝脏代谢转化成有活性降压作用的物质后才起降压作用；或分为单通道或双通道排泄药物，即仅单一从体内排除经过肝或肾，还是既经过肝又同时经过肾排除。在药物的使用说明书中有详细介绍，对使用的患者要注意将自己的特殊情况或疑问告诉医生。

在 2009 年我国基本药物目录中，包括 9 种抗高血压药物，其中 ACEI 类有 2 种——卡托普利（Captopril 口服常释剂型）、依那普利（Enalapril 口服常释剂型）。

卡托普利（Captopril）

商品名：开博通、凯宝压苄、金石普利、安汀、邦德美、开富林

适应证

1. 适用于治疗高血压病，可单独使用或与其他降压药合用。

2. 其他治疗作用，在此不作详述。

用法用量

口服用药，每日 2~3 次，每次 12.5mg，按需要 1~2 周内可增至每日 50mg，每日 2~3 次。疗效仍不满意时可在医生的指导下联合应用其他降压药。

主要不良反应

该药不良反应较轻微，大多数患者不需要停药和治疗。

1. 干咳　较常见，主要表现为无明显原因下（如受凉、淋雨等原因）出现咳嗽，可能主要是由于卡托普利可导致体内一种物质（即缓激肽）增多，该物质可刺激我们的支气管，从而引起咳嗽。因为此时的咳嗽不是呼吸道感染引起的，所以没有咳痰。出现该不良反应时绝大多数患者需要停药，停药后干咳症状可逐渐消失，不需要服药治疗。如果患者在服用卡托普利期间无明显原因下出现了咳嗽，应首先咨询您的心血管医生，否则容易导致误诊。

2. 皮疹　可有瘙痒和发热，常发生于治疗 4 周内，呈斑丘疹或荨麻疹，减量、停药或者给予抗组胺药后可消失。

3. 心悸或心动过速　卡托普利是短效制剂，降压作用仅持续几个小时，容易引起血压波动。当卡托普利引起血压明显下降时，可以导致人体内的器官和组织血液供应不足。为了增加人体内器官和组织

的血液供应，机体代偿性的使心跳加快，因此产生心悸或心动过速的症状。

4. 损害肾功能　该不良反应较少见，可致血尿素氮和肌酐水平升高，常为暂时性，在患有肾病或者严重高血压而血压迅速下降时容易出现。部分患者可出现蛋白尿，常发生于开始治疗后的 8 个月内，但是自行减少，一般不影响治疗。

5. 血钾升高　即血钾>5.5mmol/L。由于卡托普利能使醛固酮产生减少，而醛固酮又有排钾作用，因此机体钾排泄减少，血钾浓度升高，对人体造成危害。故应避免与保钾利尿药（如螺内酯、氨苯蝶啶等）或者补钾药合用，如果必须合用，也应在医生的指导下使用，并监测血钾。

6. 其他不良反应如眩晕、头痛、昏厥等，可能主要是由卡托普利所致的低血压引起，尤其是在低钠血症（即血钠<135mmol/L）或机体血容量不足时更易发生低血压。发生该不良反应时患者应平卧，多饮水，严重时需静脉补液治疗，并在医生的指导下调整卡托普利的剂量。

7. 血管神经性水肿罕见，但一般较严重，主要见于面部、唇、喉及手脚等，可能是药物过敏所致。如果发生，一般需要立即停药，重症患者还可出现呼吸困难、气短等症状，可能危及生命，需要及时抢救（如立即皮下注射 1∶1 000 肾上腺素 0.3~0.5ml 等）。

⊙ 禁忌证

1. 对该药或其他血管紧张素转换酶抑制药过敏者禁用，因血管神经性水肿严重时可危及生命，因此既往服用其他 ACEI 类药物出现该不良反应的患者禁用。

2. 禁用于急性肾衰竭的患者，尤其是双侧或单侧肾动脉狭窄的患者。

3. 该药能通过胎盘到达胎儿体内，损伤胎儿，甚至导致胎儿死亡，因此孕妇禁用。

⊙ **注意事项**

1. 特别警示　妊娠中晚期使用该药可能导致胎儿损伤甚至死亡。该药可排入乳汁，哺乳期妇女应用时应谨慎。

2. 胃中食物可使卡托普利吸收减少 30%～40%，故该药宜在餐前 1 小时服药。

3. 因该药可致机体排钾减少和血钾升高，故应尽量避免与保钾利尿药（如螺内酯、氨苯蝶啶等）或补钾药合用，如必须合用也应在医生的指导下，而且应注意定期抽血监测血钾。

4. 下列情况使用该药时有一定的危险　①骨髓抑制和自身免疫性疾病（如严重系统性红斑狼疮），此时抽血检查白细胞或粒细胞减少的机会增多，易致机体抵抗力下降；②脑动脉或冠状动脉供血不足的患者，血压降低可加剧大脑或心脏缺血；③肾功能障碍的患者使用卡托普利时可使该药不容易经过肾排出体外，且更易致血钾增高，白细胞及粒细胞减少，因此需要慎用；④严格饮食限制钠盐或进行血液透析的患者，因为可引起低钠和血容量不足，可能会发生突然而严重的低血压，主要可表现为头晕、面色苍白、出冷汗，严重时可发生晕厥。

5. 因为使用卡托普利可能会使白细胞及粒细胞减少，所以使用该药期间随访检查白细胞计数及分类计数，最初 3 个月每 2 周 1 次，此后定期检查，有感染迹象时随时检查。

6. 肾功能不全的患者应在医生严格指导下用药。用该药时若出现肾功能恶化，或蛋白尿逐渐增多，暂停该药或减少用量。停药后一般都可自行恢复。

7. 老年人一般对降压药较敏感，应用该药时也应在医生的指导下适当减少剂量。

8. 该药与利尿药同用可使降压作用增强，但应避免引起严重低血压，故原来使用利尿药者宜停药或减量。与其他扩血管药同用可能致低血压，如需合用，应在医生的指导下从小剂量开始，同时监测血压。

◎ **贮藏**

遮光，密封保存。

 依那普利（Enalapril）

商品名：依苏、勤可息、怡那林、埃利雅、舒妥、福天乐

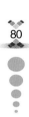

◎ **适应证**

1. 适于治疗原发性高血压和肾性高血压。

2. 该药的其他治疗作用，在此不作详述。

◎ **用法用量**

1. 食物不影响该药物在人体内的吸收，因此饭前、饭中或饭后服用均可。

2. 成人原发性高血压患者，依那普利初始剂量为 5～10mg，每日 1～2 次，以后根据血压调整剂量。常用维持剂量为每日 1 次 10～20mg。根据患者病情，最大剂量为每日 40mg，分 2～3 次服用。

3. 肾性或恶性高血压患者的肾功能和血压对该药可能特别敏感，故应从较小剂量开始，避免引起严重的低血压，然后再调整剂量。

4. 肾功能损伤患者应该从较小的初始剂量开始，然后再逐渐的调整用量。

❀主要不良反应

1. 该药的不良反应较少且轻微，大多数患者耐受良好。

2. 干咳是该药的常见不良反应。其发生原因是服用该药后，体内的一种物质（缓激肽）增多，刺激支气管引起咳嗽，但这种咳嗽表现为咽部干痒，有总想咳嗽的感觉，但不伴有咳痰，医生称此为"干咳"，很多患者误以为这种干咳是呼吸科疾病。即使是轻度干咳，患者常不能忍受而需停药。一般停药后咳嗽症状即可消失。

3. 首次用药后可发生严重的、长时间的低血压，主要见于大剂量利尿药的充血性心力衰竭患者。较少见晕倒、直立性低血压等，如果发生，此时应立即平卧，必要时补液治疗，并在医生的指导下调整剂量。

4. 高钾血症 即血钾>5.5mmol/L。由于该药也能减少醛固酮的生成，机体钾排泄减少，因此血钾浓度升高，故也应尽量避免与保钾利尿药（如螺内酯、氨苯蝶啶等）或者补钾药合用。

5. 肾功能损伤 可出现蛋白尿，血尿素氮和肌酐水平升高，常为暂时性，在患有肾病或者严重高血压而血压迅速下降时容易出现。

6. 血管神经性水肿 罕见，大多为轻症，水肿可出现在唇、舌、颜面、四肢等部位。但如果水肿发生在喉部，可有气短、呼吸困难等症状，此时可以致命。血管神经性水肿是该药过敏反应的严重类型，一旦发生要立即停药并及时给予治疗，如皮下注射1∶1 000肾上腺素溶液（0.3~0.5ml）和（或）立即采取保持呼吸道通畅的措施。

7. 其他不良反应包括皮疹、疲乏、头痛等。根据症状轻重，医生决定是否继续使用、减量或停用等。但抽血检查有白细胞明显减少时需停药。

❀禁忌证

1. 对该药或者其他ACEI过敏。

2. 血管神经性水肿（包括既往使用 ACEI 类药物发生血管神经性水肿、遗传性血管神经性水肿和特发性血管神经性水肿）的患者禁用。

3. 双侧肾动脉狭窄者禁用，因为该药可使血压下降，肾血流量明显减少，从而损害肾功能。

4. 动物实验显示该药可通过胎盘，导致死胎，故怀孕妇女禁用。如发现妊娠，应立即停药。

◎ 注意事项

1. 少数患者，尤其是在应用利尿剂或血容量不足时，依那普利可能会引起血压过度下降，引起头晕、黑蒙甚至晕厥等低血压症状，故首次剂量宜从小剂量 2.5mg 开始。

2. 要严格在医生的指导下服药，定期随诊。该药可致血钾升高，白细胞计数减少，服药过程中进行必要的监测，如定期检查血钾、血白细胞计数和肾功能等。

3. 如果已怀孕或计划怀孕，或处于哺乳期，请不要服用该药。如果在怀孕期间服用依那普利，可导致婴儿出生缺陷，故服用期间要采取有效避孕措施；如果服药期间怀孕，应立即停药并告诉医生。

4. 使用药物要注意药片或胶囊药量规格，一定要按照医生处方服用。不要单纯以片或粒为单位，有时包装不同或厂家不同等，每片或粒的药物剂量不同（例如有的 1 片为 2.5mg，有的 1 片为 5mg，有的 1 片为 20mg）。

5. 服药期间，避免饮酒，酒精可增加降压效果，可能会使血压过度下降。在遇到剧烈呕吐、腹泻、出汗过多等导致血容量不足时，要及时告知医生，防止血压过低甚至出现晕厥。

6. 利福平、阿司匹林、麻黄碱和伪麻黄碱均可降低该药疗效；与硫唑嘌呤同时使用时，可加重骨髓抑制，导致白细胞和中性粒细胞计数明显下降；与保钾利尿药或补钾药合用可导致高血钾。因此在与上述药物合用时应警惕。

7. 下列患者慎用　多种原因引起的粒细胞减少的患者；血容量不足或低钠血症的患者（因可出现严重的低血压和肾功能恶化）；单侧肾动脉狭窄的患者；主动脉瓣狭窄的患者（因可发生晕厥）；肝肾功能明显异常的患者；该药可少量排入乳汁，可能会使婴儿出现不良反应，哺乳期妇女必须权衡利弊。

贮藏

30℃以下，密封、干燥保存。

贝那普利（Benazepril）

商品名：洛汀新、普力多、信达怡、新压富舒

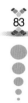

适应证

1. 适于治疗高血压病，可单独应用或与其他降压药如利尿药合用。

2. 其他治疗作用，在此不作详述。

用法用量

1. 未用利尿药者开始治疗时每日推荐剂量为 10mg，每日 1 次。若疗效不佳，可加至每日 20mg，需根据血压的反应来调整剂量，应每隔 1~2 周调整 1 次。

2. 已服用利尿药者（严重和恶性高血压除外），用该药前应停用利尿药2~3天，小剂量给药，在观察下小心增加剂量。如无法停止利尿药的治疗，贝那普利的起始剂量应降低为每日 5mg，这样可避免血压过低。

3. 肾功能不全或有水、钠缺失者开始用5mg，每日 1 次，可避免血压过度降低。

4. 对某些日服 1 次的患者，在给药间隔末期，降压作用可能减弱，此类患者，每日总的剂量应均分成 2 次服用，或加用利尿药。该药治疗高血压的每日最大推荐剂量为 40mg，1 次或均分为 2 次服用。

5. 若单独服用该药血压下降幅度不满意，可加用另一种降压药，如噻嗪类利尿药、钙通道阻滞药或 β 受体阻断药（先从小剂量开始）。

6. 儿童用量尚无研究资料。

主要不良反应

该药的耐受性好，不良反应轻微、短暂，大多不需停药。不良反应的总发生率与剂量、性别、年龄、种族无关。日剂量超过 80mg 者未作过评价。临床试验中其不良反应发生率与安慰剂近似。不管与药物有无关系，常见不良反应如下：

1. 常见的有头痛、眩晕、心悸、胃肠功能紊乱、潮红、皮疹、瘙痒、光过敏反应、疲乏等。

2. 干咳 产生机制与上述 ACEI 类药物类似，轻者可耐受，较剧烈者需停药。

3. 可有小肠血管性水肿，可能是药物的过敏反应，必要是需要停药。

4. 已报道的该药不良反应还有高钾血症、粒细胞和中性粒细胞减少。因此尽量避免与保钾利尿药（如螺内酯）或免疫抑制药等药物合用。

5. 少见的有症状性低血压、直立性低血压、晕厥、失眠、感觉异常、关节痛、肌痛、哮喘等。血管神经性水肿罕见。

6. 实验室检查可发现血尿素氮和血肌酐水平轻度升高，停药后可恢复。

禁忌证

1. 对贝那普利或其他血管紧张素转换酶抑制药过敏者。

2. 有血管神经性水肿病史者。

3. 孤立肾、移植肾、双侧肾动脉狭窄而肾功能减退者。

注意事项

1. 血管神经性水肿　服用该药如发生唇或面部水肿，应立即停药，监护患者，直到水肿消失。声门、舌、喉部水肿可能引起气道阻塞，应停药，并立即进行适当治疗，如皮下注射1：1 000肾上腺素溶液（0.3~0.5ml）。

2. 低血压　严重缺钠的血容量不足者服用该药时可能发生低血压（如接受大量利尿药或透析治疗者）。开始服用该药前数天应停用利尿药或采取其他措施如补液治疗等。对有可能发生严重低血压者（如心功能不全患者），服用首剂后应严密监护，直到血压稳定。如果发生低血压，应采取卧位，必要时静脉滴注生理盐水。

3. 粒细胞减少　自身免疫性疾病及肾功能不全者出现白细胞或粒细胞减少机会增多。对肾功能不全或有白细胞减少者，最初3个月内每2周检查白细胞计数及分类1次，以后定期检查。

4. 肾功能不全　少数患者服用该药后可出现暂时性血尿素氮、肌酐水平升高，停用该药和（或）利尿药，即可恢复。对肾功能不全者，在治疗前几周要密切监测肾功能，以后应定期检查肾功能。用该药时如肌酐清除率<30ml/min或血尿素氮、肌酐水平升高，须减低该药的剂量和（或）停用利尿药。

5. 其他　偶见血钾升高，尤其在肾功能不全和并用治疗低血钾的药物时。偶见氨基转移酶升高。脑或冠状动脉供血不足，可因血压降低而加重。肝功能障碍时该药在肝内的代谢降低。

⚙ 贮藏

30℃以下，密封保存。

福辛普利（Fosinopril）

商品名：蒙诺 ●●●●

⚙ 适应证

1. 适于治疗高血压病，可单独使用作为初始治疗药物，或与其他抗高血压药物联合使用。

2. 其他治疗作用，在此不作详述。

⚙ 用法用量

口服给药，给药剂量须遵循个体化原则，按疗效调整。成人和>12岁患者的用法与用量如下：

1. 不用利尿药治疗的高血压患者　正常初始剂量为10mg，每日1次，与进餐无关。约4周后，根据血压的反应适当调整剂量，剂量范围为每日10~40mg。剂量超过每日40mg，不增强降压作用。如单独使用不能完全控制血压，可加服利尿药。

2. 同时服用利尿药治疗的高血压患者　在开始用该药治疗前，利尿药最好停服几天以减少血压过度下降的危险。如果经约4周的观察期后，血压不能被充分控制，可以恢复用利尿药治疗。另一种选择是，如果不能停服利尿药，则在给予该药初始剂量10mg时，应严密观察几个小时，直至血压稳定为止。用利尿药治疗的高血压患者，尽管服用该药后血压显著降低，但在4~24小时之间能维持平均脑血流量。

3. 老年人及肝或肾功能减退的患者不需降低该药的剂量。

主要不良反应

1. 该药的不良反应较少 不良反应的类型在年轻患者和老年患者之间无区别。

2. 较常见的不良反应有 头痛、眩晕、疲乏、嗜睡、恶心、腹痛、干咳。最常见的停药原因为头痛和咳嗽。

3. 少见的不良反应有 低血压和直立性低血压，与所有的 ACEI 相同，可能观察到低血压反应。如果发生低血压，一般在首次剂量时发生，对大多数病例，患者躺下后症状即可减轻，一旦患者血压稳定，暂时的低血压不作为继续治疗的禁忌证。其他报道的少见的不良反应有晕厥、心悸、皮疹、疲劳、肌痛、感觉异常等。血管神经性水肿罕见，如出现即应停药。

4. 偶有报道用 ACEI 治疗的患者发生胰腺炎，在某些病例已被证明是致命的。

5. 尚未发现该药有致突变和致癌作用。

6. 实验室检查显示有轻度暂时性的血红蛋白和红细胞值减少，偶见血尿素氮水平轻度升高。

禁忌证

1. 对该药或其他血管紧张素转换酶抑制药过敏者。

2. 妊娠期及哺乳期妇女禁用。

注意事项

1. 低血压 与所有的 ACEI 相同，可能观察到低血压反应。如果发生低血压，一般在首次剂量时发生，对大多数病例，患者躺下后症状即可减轻，一旦患者血压稳定，暂时的低血压不作为继续治疗的禁忌证。

2. 与其他 ACEI 相同，有血压过分下降危险的患者，有时伴肾功能不全，包括充血性心力衰竭、肾血管性高血压、肾透析及任何病因

引起的水分和（或）盐耗竭的患者。对于存在以上任何一种危险因素的患者，在给予该药治疗前必须谨慎地停止或减少利尿药的剂量，或者采取其他措施以保证有充足的体液。这些高危患者的治疗，开始时应该在严密的医疗监护下进行。要密切随访，特别是在恢复使用和增加利尿药或该药的剂量时更应如此。

3. 肾功能损伤　已患充血性心力衰竭、肾血管性高血压（特别是肾动脉狭窄）和任何原因引起的血容量不足或低钠血症的患者用ACEI治疗时，有增加发生肾功能障碍的危险，包括血尿素氮、血肌酐和血钾升高，蛋白尿、尿容量改变（包括尿少或无尿）和尿分析结果异常。此时，利尿药和（或）该药的剂量应减少或停止使用。

4. 过敏反应　已观察利用 ACEI 治疗的患者会出现血管性水肿，包括肢体、面部、唇、黏膜、舌、声门或喉。如治疗中出现这样的症状，应停止治疗。

5. 肝功能　据报道用 ACEI 治疗时，有极少数潜在的胆汁性黄疸和肝细胞损伤的致死病例。出现黄疸和肝酶明显升高的患者应该停止用 ACEI 治疗。

6. 高钾血症　当用 ACEI 治疗时，对肾功能不全、糖尿病患者和合并应用保钾利尿药、补钾药和（或）含钾盐制剂的患者均有发展为高钾血症的危险。

7. 中性粒细胞减少症　偶有报道 ACEI 可引起粒细胞减少和骨髓抑制，常见于肾功能不全的患者，特别当患者患有胶原性血管疾病如系统性红斑狼疮或硬皮病。对这类患者应该监测白细胞数。

8. 手术麻醉　ACEI 可能增强麻醉药和镇痛药的降血压作用。进行手术麻醉同时接受 ACEI 治疗的患者如发生低血压，一般可以用静脉补液予以纠正。

9. 治疗前肾功能的检测　对高血压患者的评价应包括开始治疗前及治疗中对肾功能的检测。

10. 对过量服用的患者　应监测血压，如发生低血压，则予以补液或扩张血容量治疗。该药不能通过透析从体内排除。

贮藏

30℃以下，密封、干燥保存。

培哚普利（Perindopril）

商品名：雅施达、逸泰

培哚普利也是一种 ACEI。培哚普利在降压的同时不伴有体内液体潴留或反射性心跳加快。

适应证

1. 适于治疗高血压。

2. 该药的其他治疗作用，在此不作详述。

用法用量

1. 治疗原发性高血压　有效剂量为每日 4mg，早晨 1 次服用。根据疗效，剂量可于 3~4 周内逐渐增至最大剂量每日 8mg。如果必要，可合并使用排钾利尿药如氢氯噻嗪等以进一步降低血压。

2. 该药可与排钾利尿药如氢氯噻嗪合用。合用时建议由每天早晨 2mg 开始治疗，同时监测血压。必要时增加至常规治疗剂量，即每日 2~4mg，1 次服用。选择的每天治疗剂量应当使立位收缩压不低于 90mmHg。

3. 培哚普利片必须饭前服用。如果在饭后服用该药的话，食物可降低其降压的效果。

主要不良反应

1. 低血压　主要表现为头晕、乏力、眼前发黑、面色苍白、出冷汗等症状，如果是在起身时出现这些症状，称为直立性低血压，此时平卧症状大多可以缓解，极少数患者需要补液治疗，服药期间需要注意的是缓慢起身，经常监测血压，当血压过度下降或在 90/60mmHg 以下时须在医生的指导下酌情减量。

2. 干咳　该药可使体内缓激肽增多，刺激支气管从而引起咳嗽，一般不伴有咳痰。如果停药后症状消失，应考虑这种症状可能是由药物引起的，而不要轻易到呼吸科就诊。严重患者需要停药或换用其他降压药物。

3. 其他不良反应　包括恶心、腹痛、头痛、疲倦、眩晕等，多数情况下不需停药治疗。血管神经性水肿极少见，可能是该药的严重过敏反应。如发生，需立即停药，出现呼吸困难、气短等严重症状时须立即到医院就诊。

4. 对实验室指标的影响　血尿素氮和血肌酐水平中度升高，停止治疗后可恢复。这种升高多见于合并肾动脉狭窄、利尿药治疗的高血压和肾衰患者。

禁忌证

1. 在下列情况下禁用培哚普利　对培哚普利过敏；与使用 ACEI 有关的血管神经性水肿病史。因为动物试验该药具有胎毒性，而且在妇女怀孕期间该药可损害胎儿的肾功能，所以妊娠期妇女禁用。由于缺乏药物进入母乳的资料，母乳喂养的母亲也应禁止服用培哚普利。

2. 在下列情况下不推荐使用培哚普利　与保钾利尿药、钾盐、锂盐、雌二醇氮芥合用；双侧肾动脉狭窄或单肾肾动脉狭窄；高钾血症（血钾>5.5mmol/L）。

3. 由于该药含有乳糖，故禁用于先天性半乳糖血症。此病患者对葡萄糖和半乳糖吸收不良，或缺乏乳糖酶。

注意事项

1. 免疫抑制患者有引起中性粒细胞减少和粒细胞缺乏的危险。在下述情况下服用该药时，极少数患者可出现粒细胞缺乏和（或）骨髓抑制：如大剂量给药、肾衰竭患者、合并免疫抑制治疗的患者等。预防这类事件最好的方法是严格遵守推荐的服用剂量。但是，假如这些患者需要服用 ACEI，应慎重在医生指导下评估危险/利益比。

2. 服用 ACEI 制剂的患者极少数出现血管神经性水肿，可发生在口唇、舌、颜面、四肢、声门和（或）喉部，此时应立即停止服用该药，一般可自行消失；严重时需要抢救，如立即皮下注射 1∶1 000 的肾上腺素 0.3~0.5ml 等。

3. 老年人　开始治疗之前，应检查肾功能和血钾。起始剂量应在医生的指导下根据血压变化进行调整，在有水钠丢失的病例（如使用利尿剂）则更应谨慎，以免引起血压突然下降。

4. 肾功能不全的患者应从小剂量开始。由于在某些患者 ACEI 治疗中会引起功能性肾衰竭（停药后是可逆的），故治疗应从小剂量开始，并且检测肾功能和血钾水平。

5. 避免与保钾利尿药（如螺内酯、氨苯蝶啶）或补钾药合用，因可致高钾血症（可以致命，尤其在肾衰竭的病例，药物对血钾的升高具有协同作用）。除低血钾的患者，不要将补钾制剂或保钾利尿药与 ACEI 合用；ACEI 升高血钾浓度甚至达到毒性水平（减少钾的肾排泄），如果必须使用 ACEI，必须严密监测血钾水平并调整剂量。

贮藏

30℃以下，密封保存。

雷米普利（Ramipril）

商品名：瑞泰、瑞素坦

雷米普利是降压效果强、作用时间长的降压药物，降压作用可维持 24 小时。高血压患者在服用雷米普利后的 1~2 小时内就产生明显的降压效果；最大降压效果出现在服药后的 3~6 小时。

适应证

1. 适于治疗原发性高血压。

2. 该药的其他治疗作用，在此不作详述。

用法用量

1. 该药的吸收不受食物的影响，可在饭前、饭中或者饭后服用。

2. 对于肾功能正常的原发性高血压患者：起始剂量一般为每日 2.5mg 雷米普利片晨起口服，如果该剂量血压不能降至正常，可增加至每日 5mg。增加剂量时应该有最少 3 周的间隔。维持剂量一般为每日 2.5~5mg，最大剂量不超过每日 10mg，如果每日 5mg 降压效果不理想，应考虑合用利尿药。对于伴有肾功能损伤的原发性高血压患者，起始剂量每日 1.25mg 晨服，维持剂量通常每日 5mg，最大剂量不超过 5mg。

3. 因雷米普利治疗初期，尤其是伴有钠盐和（或）体液流失的患者（如呕吐、腹泻、大量利尿药治疗）或严重高血压的患者，可能会产生血压过度下降的现象。如果可能，开始用雷米普利片治疗前，应纠正钠盐和（或）体液流失，减少或停用现正使用的利尿药（心衰患者应慎重）。这些患者的治疗应当以最低单剂量开始，早晨服用 1.25mg 雷米普利。

4. 每当雷米普利片和（或）利尿药用量增加时，这些患者应给予医疗监护至少 8 小时，以免发生难以控制的低血压反应。

5. 年长者对该药较敏感，因此，老年患者和具有血压大幅度下降可能的患者，应采用低起始剂量，即雷米普利每日 1.25mg。

主要不良反应

1. 大多数患者对雷米普利的耐受性良好，可坚持服药。

2. 部分患者在雷米普利治疗过程中容易出现血压过度降低，主要表现为头晕、心跳加快，心悸、头重脚轻、出汗、虚弱等症状，但意识丧失非常少见。直立性低血压主要在起立时出现眼前发黑、面色苍白等低血压的症状。为避免低血压导致的危害，该药应在医生指导下从低剂量开始，服药过程中监测血压，根据血压水平逐渐调整剂量，起身时应缓慢，万一出现低血压症状应平卧，一般均可自行缓解。

3. 干咳　因为雷米普利导致体内缓激肽增多刺激支气管而引起咳嗽。个别病例报道 ACEI 引起的血管神经性水肿可能发生较轻微的非血管神经性水肿，如踝关节周围，也有可能进展并累及唇、脸和（或）四肢的血管神经性水肿，需要立即停用雷米普利并立即到医院治疗。由于该药能减少血管紧张素 II 的生成，从而使醛固酮减少，该物质减少可使机体钾排泄减少，因此血钾升高，故也应避免与保钾利尿药（如螺内酯、氨苯蝶啶等）或者补钾药合用。

4. 如出现黄疸或者显著的肝酶水平升高，必须立即停药，并及时到医院就诊。

5. 实验室检查　可能会有血红蛋白浓度、白细胞或血小板计数偶尔下降，尤其是肾功能损伤、结缔组织病，或同时服用别嘌醇、普鲁卡因酰胺或一些抑制免疫反应药物的患者容易出现，因此需监测上述指标。

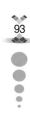

禁忌证

1. 对该药任何成分或者其他 ACEI 制剂过敏者。

2. 有血管神经性水肿病史的患者（如先前用 ACEI 治疗发生血管神经性水肿者）。

3. 因该药可损伤肾功能，故双侧肾动脉狭窄孤立肾的肾动脉狭窄患者、肾移植后的患者禁用。对于主动脉狭窄、二尖瓣狭窄或肥厚型心肌病的患者，又因该药可致严重低血压甚至晕厥等不良反应，故对于这些患者也应禁用。

4. 该药可经乳汁分泌，而且还可通过胎盘到达胎儿体内导致胎儿损伤甚至死亡，故妊娠和哺乳期妇女禁用。

注意事项

1. 雷米普利治疗时可能出现突然明显的血压下降和肾功能损伤，在这种情况下，如果第一次使用雷米普利或增加剂量时，应从小剂量开始并严密监测血压和肾功能，在服用该药前必须检查肾功能。老年患者也应仔细监测。

2. 在下述情况下应仔细权衡效益和风险后再决定是否使用该药免疫反应紊乱、结缔组织病、全身应用抑制免疫反应的药物及高钾血症（血钾>5.5mmol/L）。

3. 在用雷米普利片治疗前和治疗期间，应定期检查血常规、血钾和肾功能等实验室指标。建议短期内检查血常规、血钾和血肌酐，尤其是在治疗开始时，以及处于危险中的患者如肾功能损伤和结缔组织疾病的患者，或者使用免疫抑制药、细胞抑制药、别嘌醇、普鲁卡因酰胺治疗的患者；如果有发热、淋巴结肿大和（或）咽喉疼痛症状，必须立即检查白细胞计数。

4. 血管神经性水肿是 ACEI 类药物严重的不良反应，如果发生必须立即停药，症状轻者可自行恢复，但是症状严重出现呼吸困难、气短等症状的患者需要立即到医院就诊，采取医疗措施如维持呼吸道通畅，皮下注射1∶1 000肾上腺素0.3~0.5ml等。

5. 该药与保钾利尿药或补钾药合用可导致高血钾，故应尽量避免。

◎ **贮藏**

30℃以下，密闭保存。药物要放在儿童不能接触的地方，防止儿童误服。

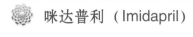

咪达普利（Imidapril）

商品名：达爽

◎ **适应证**

1. 适于治疗原发性高血压。

2. 适于治疗肾实质性病变所致的继发性高血压如肾小球肾炎所致的高血压等。

◎ **用法用量**

1. 口服用药，一般成人每日1次盐酸咪达普利5~10mg，须在医生指导下适当增减。

2. 因为该药在严重高血压患者、伴有肾功能障碍的高血压患者及肾实质性高血压患者易致一过性血压急剧下降，因此对于上述患者需从小剂量开始，最好从2.5mg开始用药。

◎ **主要不良反应**

1. 该药不良反应很少，而且大多轻微。主要有咳嗽和直立性低血压等。

2. 咳嗽 是高血压患者不能耐受该药和停药的主要原因。该药同样可使体内缓激肽增多，刺激支气管，从而引起干咳。如果停药后症状消失，应考虑这种症状可能是由药物引起的，而不要轻易到呼吸科就诊。严重患者需要停药或换用其他降压药物。

3. 直立性低血压　即起立后出现头晕、眼前发黑、面色苍白和出冷汗等低血压的症状，可能与该药可引起血压过度下降有关，可根据血压情况酌情减少剂量。平时注意缓慢起身常可减少该不良反应的发生风险。

4. 罕见的严重不良反应　包括伴有呼吸困难的面部、舌、声道、咽喉肿胀症状的血管神经性水肿，出现时需立即停药，给予抗组胺药物、肾上腺皮质激素以及保持呼吸道通畅等适当处理；当出现严重血小板减少、严重高钾血症、肾功能障碍或进一步恶化等，需要立即停药，及时就诊并做适当处理。

◎ 禁忌证

1. 对该药任何成分有过敏史的患者。

2. 有用其他血管紧张素转换酶抑制药引起血管神经性水肿病史的患者。

3. 禁用于葡萄糖硫酸纤维素进行 LDL 治疗中的患者，因为可能引起休克，危及生命。

4. 禁用于丙烯腈甲烯丙基磺酸钠膜（AN69）进行血液透析的患者，因为可能出现过敏症状。

5. 因有报道该药可能使胎儿出现羊水过少、新生儿或胎儿死亡，新生儿低血压等，故妊娠或可能妊娠的患者禁用。动物试验发现药物可以分泌至乳汁当中，因此哺乳期妇女慎用该药。

◎ 注意事项

1. 双侧或单侧肾动脉狭窄的患者，由于肾血流量减少和肾小球滤过压降低，可能引起肾功能迅速恶化，因此治疗上如果不是必须的，应尽量避免使用该药物。

2. 高钾血症的患者，使用该药可能使高钾血症恶化，因此治疗上如果不是必须的，应尽量避免使用该药物。

3. 伴有 1 型糖尿病肾病患者，用药初期（1 个月内）可能出现肾功能迅速恶化和高钾血症，因此用药初期应监测血肌酐和血钾，如发现肾功能迅速恶化或血钾上升，需减量或终止用药。

4. 对那些严重高血压的患者、血透的患者、正在使用利尿药的患者或低盐治疗的严重高血压患者及老年患者，首次用药时可能出现一过性血压急剧下降，因此需从小剂量开始用药，增加剂量时需谨慎。

5. 偶尔可因降压作用引起眩晕、蹒跚等，因此，高空作业等危险作业时应注意。

6. 手术前 24 小时内最好不用该药，因可致术中明显低血压。

⊙ 贮藏

密封，阴凉、干燥处保存。

 赖诺普利（Lisinopril）

商品名：易集康、帝益洛、益迈欧、金捷妥、可伦

口服后赖诺普利的降压作用约在 2 小时内产生，最大降压作用约在口服后 4~6 小时出现，与血药浓度峰值时间一致。降压作用持续 24 小时，停药后不会产生血压反跳，服药后心率无明显变化。

⊙ 适应证

1. 适用于治疗原发性高血压及肾性高血压，可单独使用或与其他类的抗高血压药如利尿药合并使用。

2. 其他治疗作用，在此不作详述。

用法用量

1. 该药吸收不受食物影响，可在饭前、饭中或饭后服用，日服1次。

2. 原发性高血压患者：通常建议起始剂量应为每日 2.5～5mg，有效维持剂量为每日 10～20mg。剂量应按血压的变化来调整，每日最高剂量为 40mg。

3. 肾功能损伤的患者、不能中断利尿药治疗的患者、血容量减少和（或）血钠浓度降低的患者以及肾血管性高血压的患者，使用该药时可出现低血压，故应服用较低的起始剂量。

4. 使用利尿药治疗的患者开始用该药治疗时可能会产生症状性低血压，由于这些患者血容量减少并且钠流失，所以应慎重合并用药。在开始使用该药治疗前 2～3 天应停用利尿药。对利尿药不能停用的患者，该药治疗应从每日 5mg 开始，以后的剂量调整应根据血压来进行。如有需要，利尿药可以重新使用。

5. 对某些肾血管性高血压患者，特别是两侧肾动脉狭窄或单肾动脉狭窄患者，在首次服用该药可能会产生很大的反应，所以建议每日 2.5mg 或 5mg 的较低的起始剂量，然后再根据血压来调节剂量。

主要不良反应

1. 该药一般耐受性良好。大多数情况下，不良反应在性质上是轻微的并且是一过性的。

2. 在对照临床试验中，该药表现出的最常见的不良反应为：头昏（6.5%）、头痛（5.4%）、疲劳（2.9%）等。

3. 其他发生率>1%的不良反应为咳嗽、恶心、皮疹、症状性低血压、直立性低血压、心悸等。最常见的停药原因为头痛和咳嗽。

4. 少见的不良反应 昏厥、周围性水肿、皮炎、便秘、失眠、感觉异常、关节痛、肌痛等。

5. 过敏、血管神经性水肿 脸部、肢体、嘴唇、舌头、声门和（或）咽喉的神经性水肿罕见（详见注意事项），如出现应立即停药。

6. 罕见实验室检查异常 临床试验中，个别病例血钾浓度 > 5.7mmol/L，但通常为一过性。停药后常可恢复至正常。

禁忌证

1. 对该药任何成分或其他血管紧张素转换酶抑制药过敏者禁用。

2. 有双侧肾动脉狭窄肾功能减退者、孤立肾有肾动脉狭窄者禁用。

3. 使用血管紧张素转化酶抑制药曾引起血管神经性水肿者禁用。

4. 高钾血症患者。

注意事项

1. 一般的高血压患者罕见症状性低血压（即出现头晕、眼前发黑、面色苍白和出冷汗等症状）。但是，如果患者已有血容量减少（如利尿治疗、限盐饮食、脱水、透析、腹泻或呕吐），服用该药更有可能发生低血压。如出现低血压，患者可平卧，必要时静脉输入生理盐水。一过性的低血压没有必要禁忌再次服用该药，经扩充血容量使血压增加后，再次服用没有问题。

2. 对于肾功能损伤患者，继续使用 ACEI 起始治疗后产生的低血压可能会导致肾功能某种程度的进一步损伤，这种情况可能出现急性肾衰竭（通常是可逆的）。

3. 对一些两侧肾动脉狭窄或单肾动脉狭窄患者，使用 ACEI 治疗，血尿和血浆肌酐增加，停止治疗后恢复正常。肾功能不全患者尤其会出现这种现象。某些无表现的肾血管病高血压患者会出现血尿和血浆肌酐水平增加，尤其是当该药与利尿药同时使用时。已有肾损伤的患者更有可能发生血尿和血浆肌酐水平增加，这可能需要减少该药用量和（或）停用利尿药。

4. 孤立肾、移植肾、双侧肾动脉狭窄而肾功能减退者忌用。

5. 过敏/血管神经性水肿　用 ACEI（包括该药）治疗的患者，脸部、肢体、嘴唇、舌头、声门、咽喉的神经性水肿罕见。对于这些病例应迅速停止用药并应仔细观察患者直至肿胀消失。虽然抗组胺药可缓解症状，然而对脸部和嘴唇肿胀一般不需治疗即可消失。喉部血管性神经水肿可能是致命的，这种水肿（包括：舌头、声门和咽喉水肿）可能会引起气道阻塞，出现这种情况应立即皮下注射肾上腺素溶液 1∶1 000（0.3～0.5ml）以及着手其他治疗。

6. 对进行较大的外科手术患者或对使用会产生低血压的麻醉药进行麻醉时的患者，该药可阻断血管紧张素 Ⅱ 的形成，继发补偿肾素释放。如果发生低血压是由于这种机制，可通过增加血容量进行纠正。

7. 下列情况慎用该药　①自身免疫性疾病如严重系统性红斑狼疮，此时白细胞或粒细胞减少的机会增多；②骨髓抑制；③脑或冠状动脉供血不足，可因血压降低而缺血加重；④血钾过高；⑤肾功能障碍时可致血钾高，白细胞及粒细胞减少，并使该药贮留；⑥严格饮食限制钠盐或进行透析治疗者，因为首次应用该药可能发生突然而且严重的低血压。

8. 用该药期间随访检查　①对有肾功能障碍者或有白细胞缺乏的患者最初 3 个月内每 2 周检查白细胞计数及分类计数 1 次，以后定期检查；②尿蛋白检查，每月 1 次。

9. 接受该药治疗的患者加用利尿药，抗高血压作用通常增强，对已用利尿药和特别是近期用利尿药治疗的患者，当加用该药时可能会出现血压的过度降低，故在开始用该药治疗前通过停用利尿药，可大大减少症状低血压的可能性；与 β 受体阻断药呈小于相加的作用；与潴钾利尿药如螺内酯、氨苯蝶啶、阿米洛利同用可能引起血钾过高；非甾体类抗炎镇痛药尤其是吲哚美辛可通过抑制前列腺素合成与引起水、钠潴留，与该药同用时可使该药的降压作用减弱。

◎ **贮藏**

遮光，密封，置阴凉处保存。

 西拉普利（Cilazapril）

商品名：一平苏

◎ **适应证**

1. 适于治疗原发性高血压和肾性高血压。

2. 其他治疗作用，在此不作详述。

◎ **用法用量**

1. 口服用药　尽量在每天的同一时间内服药，餐前或餐后服药均可。

2. 原发性高血压　通常剂量是 2.5～5.0mg，每日 1 次。推荐的起始剂量为 1mg 片剂，每日 1 次。起始剂量很少能达到所需的疗效，应根据每位患者的血压情况分别调整剂量。如每日 1 次 5mg 仍不能控制血压时，则可加用非潴钾利尿药以增强其降压效果。

3. 肾性高血压　与原发性高血压相比，血管紧张素转换酶抑制药能显著地减低肾性高血压。所以治疗肾性高血压时，起始剂量应为 0.5mg 或 0.25mg，每日 1 次。维持剂量应按个体调整。

4. 服用利尿药的高血压患者　在治疗前 2～3 天，应停用利尿药以减少可能发生的症状性低血压。但如需要，以后可再恢复使用。这类患者的推荐起始剂量为 0.5mg，每日 1 次。

5. 肝硬化　在极少情况下肝硬化患者需服用。由于可能会导致严重的低血压，故必须以 0.5mg 或 0.25mg 每日 1 次的起始剂量谨慎用药。

101

6. 老年人 以每日 0.5mg 片剂作为起始剂量进行治疗，并根据不同患者的耐受性、疗效及临床状况以 1~2.5mg 的维持剂量用药。

主要不良反应

1. 该药的不良反应较少，且轻微，一般不需停药。

2. 最常报道的不良反应是头痛与头晕，其他发生率<2%的不良反应包括乏力、低血压、消化不良、恶心、皮疹和干咳。

3. 罕有血管神经性水肿的报道。但由于此症可能伴有喉头水肿，故一旦波及面部、口唇、舌、声带和（或）喉头时，必须立刻停用并进行适当治疗。

4. 某些患者中有血红蛋白、血细胞比容和（或）白细胞计数降低的报告但尚无病例证明与该药有明确关系。

禁忌证

1. 对该药或其他血管紧张素转换酶抑制药过敏或患有腹水的患者禁用。

2. 禁用于主动脉瓣狭窄或心脏流出道阻塞患者，因可致严重低血压，甚至晕厥。

3. 由于动物试验中发现血管紧张素转换酶抑制药具有胚胎毒性，故禁用于妊娠期妇女。尚不明确该药是否能进入人类乳汁中，但由于动物试验资料显示少量小鼠乳汁含有西拉普利，故哺乳期妇女不应使用该药。

注意事项

1. 症状性低血压 用血管紧张素转换酶抑制药治疗偶见症状性低血压的报告。特别是因呕吐、腹泻，先已服用利尿药、低钠饮食、血透后腹水低钠或低血容量的患者。急性低血压患者必须平卧休息，必要时静脉滴注生理盐水或扩容剂。血容量恢复后，也可以继续治疗，但如低血压持续存在，则应减少剂量或中止用药。

2. 肾功能不全患者使用时，可根据患者的肌酐清除率而减少剂量。与其他血管紧张素转换酶抑制药一样，用于单侧或双侧肾动脉狭窄患者时，可能会使尿素氮和血肌酐水平增加，这些改变通常能随着中止用药和（或）给予利尿药治疗而恢复。

3. 外科麻醉　血管紧张素转换酶抑制药与具有降压作用的外科麻醉药合用时，能导致动脉性低血压，发生这种情况时，则应以静脉输液法扩大血容量。无效时，应静脉滴注血管紧张素Ⅱ。

4. 过敏样反应　虽然过敏样反应机制尚未确立，但已有临床显示，患者在服用血管紧张素转换酶抑制药期间（包括西拉普利），若使用高流量多丙烯腈膜继续血透、血过滤或 LDL 分离性输血，可导致过敏性反应或过敏样反应，包括危及生命的休克。故正在接受血管紧张素转换酶抑制药的患者一定要避免以上各种治疗。

5. 此外，若患者在服用血管紧张素转换酶抑制药期间，同时接受用黄蜂或蜜蜂毒液作脱敏治疗，可能发生过敏性反应。因此，在接受脱敏治疗前一定要停止服用西拉普利，在这种情况下，不可用 β 受体阻断药来代替西拉普利。

 贮藏

遮光，密封保存。

🌸 喹那普利（Quinapril）

商品名：益恒

 适应证

1. 适用于治疗高血压病。
2. 其他治疗作用，在此不作详述。

◎用法用量

1. 轻、中度高血压　推荐起始剂量为每日 10mg，每日 1 次，如降压效果不满意，可增至每日 20～30mg，最大剂量为每日 40mg，每日 1 次或分 2 次服用，维持剂量一般为每日 10mg。

2. 该药增量时通常要间隔 1～2 周。对已服用利尿药的患者，起始剂量应减半即每日 5mg。

3. 口服该药后其吸收不受食物影响，餐前、餐中或餐后服用均可以。建议在医生的指导下服用该药。

4. 对重度高血压及药物增量后血压下降仍不满意的患者，可加用小剂量的利尿药（如噻嗪类）或钙通道阻滞药。

◎主要不良反应

1. 该药不良反应的发生率较低，且症状轻。

2. 常见的不良反应为干咳、头痛、眩晕、疲劳和感觉异常。干咳与其他 ACEI 产生机制类似，也是由于体内缓激肽增多刺激支气管而引起，停药后一般可以恢复。

3. 其他不良反应　恶心、呕吐、消化不良、腹泻、低血压、皮疹、水肿和瘙痒。偶有血清肌酐及血尿素氮水平升高。

4. 肾功能严重减退者可能引起中性粒细胞减少。对于肾动脉狭窄患者，由于降压后可致肾血流量减少，引起肾功能损伤。

◎禁忌证

1. 对该药任何成分过敏者。

2. 既往应用某一种血管紧张素转换酶抑制药治疗时曾出现血管神经性水肿的患者。

3. 因为该药可通过胎盘进入胎儿体内，对胎儿有害，所以孕妇禁用。

◎ **注意事项**

1. 低血压反应　对服用利尿药、长期限盐、有腹泻或呕吐症状而使血容量不足的患者，使用该药有可能发生低血压的症状如头晕、眼前发黑等。

2. 主动脉瓣狭窄及肥厚型心肌病　此类患者左心室射血受阻，应慎用该药。

3. 肾功能不全　肾功能不全的患者需要减少该药的剂量或减少用药的次数，并且要注意尿素氮、血清肌酐和血钾的变化。

4. 部分双侧肾动脉狭窄，或只有单侧肾并伴肾动脉狭窄的高血压患者，曾出现血尿素氮和血清肌酐增高，这种情况通常停止该药后可逆转。

5. 由于肾功能随年龄增加有下降趋势，对于>65岁的老年高血压病患者，使用该药的起始剂量应为5mg/d，逐渐增量至理想剂量。

6. 过敏及血管神经性水肿　对血管紧张素转换酶抑制药发生过敏者虽有报道，但罕见。如发生在面部、四肢，应停药，一般不需特殊治疗；如发生在咽喉部，因可引起气道阻塞，除应立即停药外，应立即给予必要的治疗，如皮下注射1：1 000肾上腺素0.3~0.5ml，以保证呼吸道畅通。

7. 哺乳妇女　该药可分泌至乳汁中，故哺乳期慎用。

8. 过量服用该药后如出现明显低血压，可静滴生理盐水；已合并肾功能不全者应作透析治疗；如服用该药不久，应催吐、洗胃。

9. 接受该药治疗的高血压患者应避免同时应用保钾利尿药，如氨苯蝶啶等，因可使血钾升高。

◎ **贮藏**

遮光，密封保存。

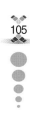

佐芬普利（Zofenopril）

商品名：佐芬普利钠 ●●●●

适应证

1. 适用于轻、中度原发性高血压病的治疗。

2. 该药的其他治疗作用，此处不详述。

用法用量

1. 该药可在饭前、饭后或餐中时应用。应在医生的指导下服药。

2. 用于高血压治疗时，剂量增加应间隔4周。对于无体液及钠潴留患者，可使用该药每日1次，每次15mg。剂量调整至达到最佳血压水平。通常有效剂量为30mg。一日最高剂量为60mg，可1次或分2次给药。如疗效不佳，可加用利尿药等其他降压药物。

3. 对于疑有体液或钠缺乏的患者，出现首次给药时低血压的危险性较高，故应补充体液或钠。之前使用利尿药的患者应在停用利尿药2~3日后开始使用ACEI治疗。如不能满足上述条件，则起始剂量应为7.5mg，每口1次。

4. 有严重急性低血压的高危患者，应尽可能住院密切监测。在首次给药后未达到最佳疗效可加用利尿剂或增加该药剂量。

5. 轻度肾功能不全的患者无需调整剂量，中度至严重肾功能不全患者剂量应减半。而起始剂量应为肾功能正常者的1/4。肾功能减弱的老年患者剂量减半。轻、中度肝功能不全患者起始剂量减半，而严重肝功能不全患者禁用。儿童不推荐使用。

主要不良反应

1. 该药的不良反应较少，多数患者可以耐受。

2. 该药的常见不良反应为有头晕、疲劳、头痛、咳嗽、恶心或呕吐等。

3. 不常见的不良反应为潮红、肌痉挛和虚弱。

4. 其他尚有与 ACEI 治疗有关的不良反应 心血管系统的严重低血压，罕见周围血管性水肿、直立性低血压；肾脏系统的肾功能不全和急性肾衰竭；呼吸系统的咳嗽，个别患者因出现上呼吸道水肿而引起致命性呼吸阻塞；胃肠道则可见呕吐、腹痛、腹泻、便秘和口干等。

◎ 禁忌证

1. 对该药或其他 ACEI 过敏患者、曾有与 ACEI 治疗有关的血管性水肿史的患者、遗传性或特发性血管性水肿的患者禁用。

2. 严重肝功能不全患者、孕妇、哺乳期妇女、未采取有效避孕措施的育龄妇女、双肾动脉狭窄或单肾脏单肾动脉狭窄患者。

◎ 注意事项

1. 肾功能不全时应在医生的指导下适当减量，严重肾功能不全时慎用。

2. 不要与保钾利尿药或者补钾药合用，因为容易导致高钾血症。长期应用时要防止高血钾。

3. 治疗高血压时可与氢氯噻嗪、呋塞米等合用。与其他血管扩张药合用时要防止低血钾。

4. 该药使用过量可出现严重低血压、休克、麻痹、心搏徐缓、电解质紊乱和肾衰竭，所以应在医生的指导下从低剂量开始逐渐调整剂量。

◎ 贮藏

遮光，密封保存。

107

五、血管紧张素Ⅱ受体拮抗药（ARB）

血管紧张素Ⅱ受体拮抗药（ARB）是一类与 ACEI 类作用途径相关的新型治疗高血压病的药物，现在已被推荐为治疗高血压病的药物之一。

人体内有一种物质叫血管紧张素Ⅱ，它具有很强的收缩血管、升高血压的作用。血管紧张素Ⅱ在全身各个组织内（如血管平滑肌、肾上腺、肾和心脏等）主要通过与其受体 AT_1 结合而发挥作用，其主要效应是使血管收缩，血压升高；同时血管紧张素Ⅱ还可使另一种物质即醛固酮分泌增加，后者可使体内液体增加，也使血压升高。因此，要使血压降低，可阻止血管紧张素Ⅱ与其受体 AT_1 结合，从而阻断其升高血压的效应。

（ARB）就是这样的一类药，它通过阻断血管紧张素Ⅱ与其受体 AT_1 结合，从而阻断上述升高血压的效应。ARB 主要通过两方面来降压：一方面使血管舒张，血压降低；另一方面使醛固酮产生减少，从而减少体内液体，降低血压，进而减轻心脏收缩时的负荷，改善心功能。

大多数高血压患者血压波动规律和正常人一样，即上午最高，夜间最低，因此大多数降压药在白天服用。ARB 为长效制剂，只需每日早晨服用 1 次，既方便又可防止血压过度波动。在用药过程中注意监测血压，了解血压控制情况，便于及时调药。如有不适，及时就诊。

ARB 的降压作用有如下特点：

1. 其降压作用起效缓慢但持久而平稳，一般在 6~8 周才达最大作用，作用持续时间能达到 24 小时以上（如替米沙坦、厄贝沙坦等），方便患者每天 1 次服药，便于患者长期坚持治疗。低盐饮食或与利尿剂联合使用能明显增强疗效。

2. 降压的同时，可以改善组织重构，发挥对重要脏器如心、脑、肾的保护作用。近年来，越来越多的证据表明 ARB 可以安全、有效地防治心、脑、肾血管疾病的发生和发展。

3. 大多数人对其耐受性良好，直接与药物有关的不良反应较少、短暂且轻微，一般不需停药或特殊处理，可继续服药。而且该类药物不像 ACEI 那样容易引起刺激性干咳（主要表现为无明显诱因下出现咽痒、干咳无痰），因此是用 ACEI（卡托普利、依那普利等）出现不良反应时的替换药。

4. ARB 与 ACEI 类抗高血压的疗效相似，但是前者不良反应少，不像卡托普利类药物引起咳嗽，故服卡托普利类药物咳嗽的患者，可改用 ARB（如替米沙坦、厄贝沙坦等）。

目前，ARB 类药物主要有氯沙坦、缬沙坦、厄贝沙坦、替米沙坦和坎地沙坦。临床上主要以患者对 ACEI 不耐受者的替代药物，主要是服用 ACEI 后血压控制较好，但有干咳等不良反应者，可试用该类药物，尽管 ARB 类药物也有干咳的不良反应，但发生率较少。这几种药物的适应证、禁忌证及药物间相互作用大致相似，但每一种药又有各自的特点。

氯沙坦（Losartan）

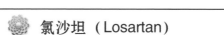

商品名：科素亚

◎ 适应证

治疗原发性高血压，可单用或与其他降压药物合用。

◎ 用法用量

1. 给药剂量须遵循个体化原则，须在医生的指导下按疗效予以调整。

2. 口服给药，对于大多数高血压病患者，通常起始和维持剂量为每日 1 次 50mg。治疗 3 ~ 6 周可达到最大降压效果。部分患者，剂量增加到每日 1 次 100mg 可产生进一步的降压作用。

3. 对老年患者或肾功能不全的患者包括透析的患者，大多数不必调整起始剂量，只有极少部分对该药敏感的患者需要使用较低的起始剂量。对有肝功能损伤病史的患者应考虑使用较低剂量。

◎ 主要不良反应

1. 该药的不良反应很少、轻微且短暂，一般不需终止治疗。

2. 最常见的不良反应是头晕，可能与过度降低血压有关。另外，不足 1% 的患者在大剂量时发生直立性低血压，即突然起身时出现眼前发黑、出冷汗、面色苍白等低血压的症状。

3. 心血管系统不良反应　较少见，如直立性低血压、晕厥、心悸等。

4. 过敏反应　少见。在极少数服用氯沙坦治疗的患者中有报道出现血管性水肿，主要表现为导致气道阻塞的喉及声门肿胀和（或）面、唇、咽和（或）舌肿胀，可能是药物的过敏反应。其中部分患者以前曾因服用包括 ACEI 类药物（如卡托普利）等在内的其他药物而发生该不良反应。如发生过血管性水肿，则需立即停药，并及时就诊，轻者可自行恢复，严重病例需要抢救。

5. 胃肠道反应　极少一部分患者出现恶心、消化不良、腹痛腹泻、肝功能异常［主要指转氨酶和（或）血清胆红素水平升高］、乏力等。

6. 高钾血症　即血钾 > 5.5mmol/L，主要是由于该药能阻断血管紧张素 II 的效应，从而使依赖血管紧张素 II 排钾的醛固酮减少，机体钾排泄减少，因此血钾升高，故应避免与保钾利尿药（如螺内酯、氨苯蝶啶等）或者补钾药合用。

7. 对肾功能的影响　少数高血压患者可出现血尿素氮和血肌酐轻度升高，但不需要停药。

禁忌证

1. 对该药任何成分过敏者禁用。
2. 孕妇、哺乳期妇女禁用。

注意事项

1. 过敏反应　血管性水肿（详见不良反应）。

2. 低血压及电解质、体液平衡失调　血管容量不足的患者（例如应用大剂量利尿药治疗的患者），因为可发生头晕、眼前发黑、出冷汗、面色苍白等低血压的症状，故在使用该药物前应纠正这些情况，或使用较低的起始剂量，即每日 1 次 25mg。应当注意，在肾功能不全、伴或不伴有糖尿病的患者中常见电解质平衡失调，如高钾血症（即血钾>5.5mmol/L）。

3. 肝功能损伤　肝硬化患者氯沙坦的血浆浓度明显增加，故对有肝功能损害病史的患者应该考虑使用较低剂量，即每日 1 次 25mg。

4. 肾功能损伤　已有敏感个体出现包括肾衰竭在内的肾功能变化的报道，停止治疗后这些肾功能的变化可以恢复。对于双侧肾动脉狭窄或只有单侧肾而肾动脉狭窄的患者慎用，因为影响肾素-血管紧张素系统的其他药物可以增加其血尿素和血清肌酐含量。使用该药也有类似报道。但是停止治疗后这些变化可以恢复。

5. 尽管没有怀孕妇女使用该药的经验，但使用氯沙坦钾进行的动物研究已证明有胎儿及新生儿损伤和死亡。故孕妇在发现怀孕时应尽早停用该药物。

6. 尚不知道氯沙坦是否经人乳分泌。由于许多药物可经人乳分泌，而对哺乳婴儿产生不良作用，故应该从对母体重要性的考虑来决

定是停止哺乳还是停用药物。

7. 与其他抑制血管紧张素Ⅱ及其作用的药物一样，该药与保钾利尿药（如螺内酯、氨苯蝶啶）或补钾药合用时，可导致血钾升高。与其他抗高血压药物一样，非甾体抗炎药吲哚美辛可降低氯沙坦的抗高血压作用。在临床药动学的研究中，已确认和氢氯噻嗪、地高辛、华法林、西咪替丁、苯巴比妥、酮康唑和红霉素不具有临床意义上的药物相互作用。

◎ **贮藏**

30℃以下，密封、干燥保存。

🌸 缬沙坦（Valsartan）

商品名：代文、缬克、佳菲、霡欣、怡方、穗悦、托平、维尔坦、达乐、平欣

◎ **适应证**

适于治疗轻、中度原发性高血压。

◎ **用法用量**

1. 推荐剂量　缬沙坦80mg，每日1次。

2. 可以在进餐时或空腹服用，每天在同一时间用药（如早晨）。

3. 用药2周内达确切降压效果，4周后达最大疗效。降压效果不满意时，每日剂量可增加至160mg，或加用利尿药。

◎ **主要不良反应**

1. 临床试验的结果表明该药的不良反应发生率很低，与用药剂量、用药时间、性别、年龄或种族无关。

2. 血钾升高　血钾>5.5mmol/L，引起高血钾的原因与氯沙坦相

似，主要是由于该药也能阻断血管紧张素Ⅱ的效应，从而使依赖血管紧张素Ⅱ排钾的醛固酮减少，机体钾排泄减少，因此血钾升高，故应避免与保钾利尿药（如螺内酯、氨苯蝶啶等）或者补钾药合用。

3. 上市后报道的不良反应还有中性粒细胞减少、血红蛋白浓度降低、血清总胆红素升高、病毒感染、疲乏、失眠等。偶见肝功能升高，但是发生率均很低，而且大多为一过性，不需停药或特殊治疗。血管神经性水肿未见报道。

禁忌证

1. 对缬沙坦或者该药中其他任何成分过敏者禁用。
2. 妊娠期妇女禁用。

注意事项

1. 低钠、血容量不足　在严重缺钠和（或）血容量不足的患者（如大剂量应用利尿药），应用该药治疗开始时可发生症状性低血压，主要表现为眼前发黑、头晕、出冷汗、面色苍白等。应该在用药之前，纠正低钠和血容量不足，例如将利尿药减量。如果发生症状性低血压，应该让患者平卧，必要时静脉输注生理盐水。

2. 肾动脉狭窄者　单侧肾动脉狭窄导致的继发性肾血管性高血压患者短期服用该药无证据表明能够损伤肾功能，但是建议监测肾功能（如血肌酐和尿素氮）。

3. 肾功能不全者　不需要调整剂量。但是没有严重肾功能不全使用该药的资料，因此使用时需要注意。

4. 肝功能不全者　不需要调整剂量。轻、中度肝功能不全患者缬沙坦剂量不应超过80mg/d。

5. 缬沙坦主要以原型从胆汁排泄，胆道梗阻患者排泄减少，对这类患者使用缬沙坦应特别小心。

6. 如果在用药期间发现妊娠，应尽早终止停用缬沙坦。所有在宫内与药物接触过的新生儿应密切观察，保证足够的尿量、防止高血钾、监测血压。必要时采用适当治疗措施（如再水化），清除药物。

7. 缬沙坦可以从兔的乳汁排出，目前尚无对哺乳期女性的研究，因此该药不宜用于哺乳期。

8. 与保钾利尿药（如螺内酯、氨苯蝶啶、阿米洛利）联合应用时，补钾或使用含钾制剂可导致血钾浓度升高。因此，联合用药时需要格外注意。临床没有发现与以下药物有明显的相互作用：西咪替丁、华法林、呋塞米、地高辛、阿替洛尔、吲哚美辛、氢氯噻嗪、氨氯地平和格列本脲。

◎ 贮藏

30℃以下，干燥，密封处保存。

⬡ 厄贝沙坦（Irbesartan）

商品名：安博维、吉加、甘悦喜、
伊达力、安来、苏适、若朋、伊康
宁、科苏、欣平、普利宁、伊泰青

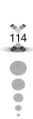

◎ 适应证

1. 适于治疗原发性高血压。

2. 该药的其他治疗作用，在此不作详述。

◎ 用法用量

1. 口服　建议起始剂量和维持剂量为 150mg，每日 1 次。饮食对服药无影响。但是对于某些特殊的患者，特别是进行血液透析和年龄 >75 岁的患者，初始剂量可考虑用 75mg。

2. 使用厄贝沙坦 150mg 每日 1 次不能有效控制血压的患者，可将该药剂量增至 300mg，或增加其他抗高血压药物，尤其是加用利尿药（如氢氯噻嗪）可明显增加其降压作用。

3. 在合并 2 型糖尿病的高血压患者中，初始治疗剂量应为 150mg 每日 1 次，并增加至 300mg 每日 1 次，作为治疗肾病较好的维持剂量。

4. 肾功能损伤的患者无需调整该药剂量，但对进行血液透析的患者初始剂量可使用低剂量 75mg，每日 1 次。

5. 肝功能损伤 轻、中度肝功能损伤的患者无需调整该药剂量。严重肝功能损伤的患者，目前无临床经验。

6. 老年患者不需调整药物剂量。

主要不良反应

1. 不良反应发生率低，一般较轻微，不需停药。

2. 直立性低血压 可能主要是因为该药可引起血压过度降低，主要表现为突然起身时出现头晕、眼前发黑、出冷汗、面色苍白等低血压症状，大多为一过性，部分严重者需要平躺休息片刻才可逐渐好转。缓慢起身可有效预防，血压过度降低者需要减少药物剂量。

3. 一般不良反应可有眩晕、疲劳、恶心、呕吐、腹泻、消化不良等，一般轻微，无需特殊处理，亦不需停药。

4. 严重肾功能损伤时肾排钾减少，而且使用该药时也可致醛固酮排钾减少，因此体内钾增多，出现高钾血症，即血钾>5.5mmol/L，此时可予以降钾对症处理或停药。

禁忌证

对该药过敏者、妊娠和哺乳期妇女禁用。

注意事项

1. 血容量不足 开始治疗前应纠正血容量不足（如大量使用利尿药）和低钠血症。

2. 肾功能不全的患者可能需要减少该药的剂量，并且要注意血

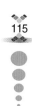

尿素氮、血清肌酐和血钾的变化。

3. 肝功能不全、老年患者使用该药时不需调节剂量。

4. 该药与大剂量利尿药合用时应注意可能发生血容量不足或低钠而引起低血压；合用 ACEI 和保钾利尿药时可使血钾升高。该药与华法林之间无明显的相互作用；与洋地黄类药如地高辛、β 受体阻断药如阿替洛尔、钙通道阻滞药如硝苯地平等无相互作用。

◎ 贮藏

阴凉，干燥，密封处保存。

🌼 替米沙坦（Telmisartan）

商品名：尼德舒、常平、曲亚、沙泰齐、特立康、美斯、雪盈平、坦芯素、安内强、赛卡、欣益尔、沙汀宁、利来客、隆舒雅、毓乐宁、洛格尔、提愈、迪赛平、立文、康楚、亚邦恒贝、嘉瑟宜、斯泰乐、浦美特、邦坦、蒂益宁、恒雪素、舒尼亚、施吉、博欣舒、诺金平、欧美宁、平克亚欣、天易、亚维伊、安亚、诺适美、赛坦、雅屏、尚尔宁、倍迪宁、欣益尔、舒洛宁、至信风、欣蕊、斯泰乐、天禾恒、洛莎宁、获平

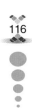

◎ 适应证

适于原发性高血压的治疗。

◎ 用法用量

1. 应个体化口服给药，常用初始剂量为每日 1 次，每次 40mg。

2. 在 20~80mg 的剂量范围内，替米沙坦的降压疗效与剂量有关，即如果未达到理想血压可加大剂量，最大剂量为每日 1 次 80mg。因为替米沙坦在疗程开始后 4~8 周才能发挥最大药效，所以调整剂量

时应注意在此时间之后再进行。

主要不良反应

1. 该药不良反应很少，即使有也很轻微，一般不需停药。

2. 安慰剂对照的临床试验表明替米沙坦的不良反应与安慰剂无明显差别。不良反应与患者性别、年龄和种族无关。试验观察到的不良反应有感染（如泌尿道感染和上呼吸道感染等）、腹痛、腹泻、消化不良、湿疹样皮肤病变、关节炎、胸痛等，但是这些不良反应与药物之间的因果关系尚不确定。

3. 低血压　发生率很低。该药可能引起血压过度降低，主要表现为突然起身时出现头晕、眼前发黑、出冷汗、面色苍白等低血压症状，大多为一过性，部分严重者需要平躺休息片刻才可逐渐好转。血压过度降低者需要减少药物剂量。

4. 高钾血症　即血钾>5.5mmol/L。该药可致醛固酮排钾减少，因此体内钾增多，出现高钾血症，即血钾>5.5mmol/L，此时可予以降钾对症处理或停药。

5. 已有血管神经性水肿、荨麻疹等报告，但罕见。可能系药物过敏反应，如发生，需立即停药并及时就诊，轻者可恢复，严重者需要抢救。

117

禁忌证

1. 对该药任何成分过敏者禁用。

2. 孕妇及哺乳期妇女禁用。

3. 因为替米沙坦主要经过胆汁排泄，因此胆道梗阻性疾病、严重肝功能损伤的患者禁用。

注意事项

1. 肝功能不全的患者　因为替米沙坦主要经胆汁排泄，故不用于胆汁淤积、胆道梗阻和严重肝功能不全的患者，这些患者肝清除替

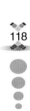

米沙坦减少。替米沙坦应慎用于轻至中度肝功能损伤的患者。

2. 肾血管性高血压　双侧肾动脉狭窄或仅有单侧肾动脉且发生肾动脉狭窄的患者使用该药时会增加严重低血压和肾功能不全的危险。

3. 肾功能损伤和肾移植的患者　可使肾功能损伤患者血钾和血肌酸水平升高，故用药期间应监测血钾和肾功能。目前没有后者用药经验。

4. 低血容量和低钠的患者（血钠<135mmol/L）在服用替米沙坦时易出现头晕、眼前发黑、出冷汗等症状性低血压的症状，故在服该药前应注意纠正低血容量和低钠血症。

5. 与其他血管扩张药相同，因可致晕厥、意识丧失等严重后果，替米沙坦应慎用于主动脉瓣或二尖瓣狭窄或肥厚型梗阻性心肌病患者。

6. 替米沙坦可致高钾血症，尤其在老年人、肾功能不全或与保钾利尿药合用时应尤其注意；噻嗪类利尿药（如氢氯噻嗪）与该药有协同降压作用；该药可加强其他降压药的降压效果；该药可升高地高辛的血药浓度而致地高辛中毒，两者合用时应监测后者血药浓度；该药可增加锂剂的毒性反应；麻黄碱和伪麻黄碱的拟交感活性可使该药的降压作用减弱；与华法林合用，可引起后者血药浓度谷值轻微降低。

 贮藏

室温，密封处保存。

奥美沙坦（Olmesartan）

商品名：傲坦、兰沙

适应证

适于高血压的治疗。

用法用量

1. 该药可以在餐前、餐中或餐后服用。剂量应根据每个患者的不同情况来调整，并在医生的指导下用药。

2. 仅单用该药治疗高血压时，通常推荐起始剂量为20mg，每日1次。对经2周治疗后仍需进一步降低血压的患者，剂量可增至40mg。剂量高于40mg未显示出更大的降压效果。

3. 该药可以与其他利尿药（如氢氯噻嗪等）合用，也可以与其他抗高血压药物（如氨氯地平等）联合使用。

4. 对老年人、中度到明显的肝肾功能损伤的患者服用该药，无需调整剂量。对可能的血容量不足的患者（如接受利尿药治疗的患者，尤其是那些肾功能损伤的患者）必须在周密的医学监护下使用奥美沙坦，而且应考虑使用较低的起始剂量。

主要不良反应

1. 研究显示，奥美沙坦有很好的耐受性，不良反应的发生率很低，通常轻微且短暂，并与剂量、性别、年龄及种族差异无关。

2. 在安慰剂对照临床试验中，接受奥美沙坦治疗的患者中唯一的一项发生率>1%且高于安慰剂对照的治疗组的不良反应是头晕。

3. 其他的不良反应有头痛、咳嗽、乏力、外周性水肿、眩晕、恶心、心动过速、皮疹和面部水肿等。但是这些不良反应是否与服用该药有关尚不明确。

119

4. 肝功能检查　偶见转氨酶水平上升和（或）血胆红素水平上升，但会自行恢复正常。

◎ 禁忌证

对该药所含成分过敏的患者禁用。孕妇、哺乳期妇女禁用。

◎ 注意事项

1. 肾动脉狭窄　有报道称 ACEI 类药物可能使单侧或者双侧肾动脉狭窄患者的血肌酐或者血尿素氮水平（BUN）升高，但还没有在此类患者中长期使用奥美沙坦的经验，但是可能会出现类似的结果。

2. 肾功能损伤　部分患者使用奥美沙坦可能出现少尿和（或）进行性氮质血症、急性肾衰竭和（或）死亡（罕见）。

3. 胎儿、新生儿发病和死亡　ARB 类药物可能与胎儿和新生儿的损伤有关，包括低血压、新生儿颅骨发育不全、无尿症、可逆转或者不可逆转的肾衰竭和死亡。也有羊水过少、早产、子宫内生长迟缓和动脉导管未闭的报道，尽管目前尚不清楚是否与用药有关。一旦发现妊娠，应当尽快停止使用该药。如果必须用药，应当告知这些孕妇关于药物对她们胎儿的潜在危害，并进行一系列超声波检查来评估羊膜内的情况。曾经在子宫内与 ARB 类药物接触过的婴儿应密切监测其血压过低、少尿和高血钾的情况，必要时作适当的治疗。

4. 血容量不足或者低钠患者的低血压　血容量不足或低钠患者（例如那些使用大剂量利尿药治疗的患者），在首次服用该药后可能会发生症状性低血压，必须在周密的医疗监护下使用该药治疗。如果发生低血压，患者应仰卧，必要时静脉滴注生理盐水。一旦血压稳定，可继续用该药治疗。

5. 肝、肾功能不全患者　中度至显著肾功能不全的患者及中度至显著肝功能不全患者无需调整剂量，但须在医生的指导下用药。

贮藏

遮光，密封保存。

坎地沙坦（Candesartan）

商品名：苏纳、悉君宁、达迈、搏力高、伲利安、维尔亚、迪之雅、奥必欣

适应证

适于原发性高血压治疗。

用法用量

口服，成人每日 1 次，每次 4~8mg，必要时可增加剂量至 12mg。

主要不良反应

1. 该药的不良反应与其他血管紧张素 Ⅱ 受体拮抗药类药物相比相对较多。

2. 临床上主要不良作用

（1）血管性水肿：有时出现面部、口唇、舌、咽、喉头等水肿为症状的血管性水肿，应进行仔细的观察，见到异常时，停止用药，并及时就诊进行适当处理，轻者停药即可恢复，严重者需要抢救，如立即皮下注射 1∶1 000 的肾上腺素 0.3~0.5ml。

（2）休克、晕厥和失去意识：过度的降压可能出现症状性低血压，严重时引起休克、晕厥和暂时性失去意识。在这种情况下，应立即停止服药，仰卧同时抬高双腿，必要时补液。特别是正进行血液透析的患者、严格进行限盐疗法的患者、最近开始服用利尿降压药的患者，可能会出现血压的迅速降低。因此，这些患者使用该药治疗应从较低的剂量开始服用。如有必要增加剂量，应密切观察患者情况，缓

慢进行。

（3）急性肾衰竭：可能会出现急性肾衰竭，应密切观察患者情况。如发现异常，应停止服药，并进行适当处理。

（4）高血钾患者：鉴于该药可能会出现高血钾，应密切观察患者情况。如发现异常，应停止服药，并行降低血钾等处理。

（5）肝功能恶化或黄疸：鉴于可能会出现 AST、ALT，γ-GTP 等值升高的肝功能障碍或黄疸，应密切观察患者情况。如发现异常，应停止服药，并进行适当处理。

（6）粒细胞缺乏症：可能会出现粒细胞缺乏症，应密切观察患者情况。如发现异常，应停止服药，并进行适当处理。

（7）横纹肌溶解：可能会出现，如表现为肌痛、虚弱、肌酸激酶（CK）增加、血中和尿中的肌球蛋白。如出现上述情况，应停止服药，并进行适当处理。

（8）间质性肺炎：可能会出现伴有发热、咳嗽、呼吸困难、胸部 X 线检查异常等表现的间质性肺炎。如出现上述情况，应停止服药，并进行适当处理，如用肾上腺皮质激素治疗。

3. 其他少见的不良作用有过敏反应（如皮疹、湿疹、荨麻疹、瘙痒、光过敏）；头晕、头痛、失眠、嗜睡；恶心、呕吐、食欲减退、胃部不适；肝功能升高；血尿素氮、肌酐水平升高、蛋白尿；乏力等。在上述情况下应减量或停药，必要时需要及时就诊并进行适当处理。

◎ **禁忌证**

对该药任何成分过敏的患者、妊娠或可能妊娠的妇女。

◎ **注意事项**

1. 双侧或单侧肾动脉狭窄的患者，由于服用该药可使肾血流和滤过压降低，从而可能会使肾功能恶化危险性增加，故应尽量避免服用该药。

2. 有高血钾的患者，因为该药可能加重高钾血症，故应尽量避免服用该药。

3. 由于服用该药有时会引起血压急剧下降，导致休克、晕厥、暂时性失去意识，特别对部分患者（如进行血液透析的患者、低钠血症的患者、严格进行限盐疗法的患者、肾功能障碍的患者及服用利尿降压药的患者）服用时应从小剂量开始，增加剂量时，应仔细观察患者的血压和肾功能及一般状况，缓慢进行。

4. 有肝功能障碍的患者，因为有可能使肝功能恶化，且可能使该药的清除率降低，因此应从小剂量开始慎重用药。

5. 有严重肾功能障碍的患者，由于过度降压，有可能使肾功能恶化，因此每日 1 次，从 2mg 开始服用，慎重用药，同时监测肾功能、血钾等指标。

6. 因降压作用，有时出现头晕、蹒跚步态，故进行高空作业、驾驶车辆等操纵时应注意。

7. 手术前 24 小时最好停止服用，因为在麻醉及手术时会产生血压急剧下降。

8. 老年患者、有药物过敏史的患者均慎重用药。哺乳期妇女避免用药，必须服药时，应停止哺乳。

9. 与利尿药合用降压作用增强；与补钾药或保钾利尿药（如螺内酯）合用可引起血钾增高；麻黄碱、育亨宾可降低降压效果；可使华法林的血药浓度降低 7%，但对凝血时间无明显影响。

◎ 贮藏

阴凉，干燥，密封处保存。

依普罗沙坦（Eprosartan）

适应证

适于原发性高血压治疗。

用法用量

1. 成人　推荐起始剂量为 600mg，每日 1 次，饭后服用，最大日剂量不超过 800mg。

2. 老年人　推荐起始剂量 300mg，每日 1 次，饭后服用。儿童不宜服用该药。

主要不良反应

1. 依普罗沙坦的耐受性和安慰剂类似，与年龄、性别和种族无关。

2. 不良反应为轻、中度，发生率和安慰剂组类似，最常出现的为头痛和上呼吸道感染。该药一般不会引起持续性的咳嗽。

3. 依普罗沙坦患者发生实验室指标临床显著性改变的病例罕见。依普罗沙坦使用 1·2 年的耐受性仍很好，安全性和短期使用类似。严重的和治疗有关的不良反应的发生率极低。

禁忌证

对该药任何成分过敏的患者禁用。孕妇、哺乳期妇女禁用。

注意事项

1. 肾功能不全或轻至中度肝功能障碍患者慎用，因可致肝肾功能损伤加重。

2. 严重肝功能障碍的患者禁用，因该药可通过胎盘到达胎儿体内损害胎儿，而且还可以进入乳汁，故孕妇、哺乳期妇女禁用。

3. 该药与利尿药和补钾剂存在药物间相互作用，最终可致高钾血症。

 贮藏

遮光，密封处保存。

六、α 受体阻断药

α 受体阻断药作为一类降压药，和前面提到的几类降压药物不同，一般不作为普通高血压患者治疗的首选，只在某些特定的高血压患者（比如伴有前列腺肥大者、嗜铬细胞瘤引起的继发性高血压）和难治性高血压患者中使用。由于该类药物有较多的不良反应和特殊的服用方法，高血压患者一定不能自行服用此类药物，而必须在医生的指导下方可使用。

1. 降压作用原理 在现实生活中，几乎每个人都有这样的经历：当兴奋、紧张、激动（此时交感神经的活动强度增加）时，会感到自己的心跳加快。其实在这种情况下除心率增加外，血压也是升高的，只不过我们自己不知道而已。事实上，现代医学已经证明，部分高血压患者发病和长期持续的交感神经活动增强有关。长时间的持续的交感神经活动增强，除引起持续的心跳加快外，还可引起外周的小血管收缩、管腔变窄，血液通过变细的血管时的阻力自然增大。血压水平的高低是由心率和外周血管阻力大小的乘积决定的，这就不难理解长期持续的交感神经活动增强为什么会引起高血压。

自然而然地人们会设想，如果使交感神经活动强度性降下来，血压水平也会下降。α 受体阻断药通过两个方面来降低交感神经的活动强度：一是抑制交感信号在中枢系统内的传递；一是抑制交感信号从中枢系统向外周传递。通过这两方面的作用，使患者的心率减慢，外

周小血管舒张血流阻力变小，达到降低血压的目的。

2. 不良反应　交感神经系统不但能够调节血压水平，而且还影响其他重要的生理功能。α 受体阻断药阻断交感信号在中枢内的传递，不可避免的会对其他一些重要的生理功能产生不利的影响，以下几种比较常见。

（1）直立性低血压：当体位突然变动时比如在床上躺着猛然坐起，大脑内的血液因为重力作用向下流动，会造成一过性的脑缺血而出现晕厥；当长时间的站立时血液因为重力的原因在下肢聚集，也可能导致脑缺血的发生。在正常情况下，上述两种情况很少发生，原因在于此时交感神经被瞬时激活，抑制了大脑内血液的分流，从而防止低血压的发生。在服用 α 受体阻断药的患者，交感神经的瞬时激活受到抑制，出现了眩晕等低血压的表现。

（2）乏力、精神萎靡不振：交感神经保持适当强度的活动是人体维持清醒状态的前提之一，某些患者对 α 受体阻断药非常敏感，可能出现交感神经的过度抑制的表现，包括精神萎靡不振、无力、嗜睡犯困等不适，对患者的学习、工作能力产生不利的影响。

（3）有冠心病的高血压患者不宜服用：表面上，α 受体阻断药可以通过对交感神经的抑制而减少心跳的次数，但是实际上部分患者的心率是增加的而不是减慢的。这是因为心率的控制是一个非常复杂的过程，除交感神经外，其他许多因素可以影响心率的快慢。α 受体阻断药引起的血管扩张作用可以反射性的增加心率，在某些患者中其增加心率的作用往往抵消甚至是超过减慢心率的作用。α 受体阻断药的这种加快心率的作用对心绞痛的患者和短期内发生心梗的患者非常不利，因为心跳加快可以增加心肌对氧的需求量，加重心绞痛的症状或诱发心梗的发生。

（4）头痛、头晕：在交感神经过度兴奋的高血压的患者中，应用此类药物也有一定的问题：过度兴奋的交感神经突然被阻断，引起血压急剧下降，大脑供血明显减少，部分患者在服药初期会出现头痛、头晕等不适。

3. 实际应用 目前，除非某些特殊的高血压患者，α受体阻断药不作为普通高血压患者的首选降压药。原因如下：首先，交感神经过度兴奋只是一部分高血压患者患病的原因，有相当的一部分患者交感活性不升高甚至是下降的，在这部分患者中，这类药物的降压效果自然较差；其次，这类药物只能部分阻断交感神经信号向周围的传输，降压效果有一定的限制；再者，阻断肾上腺素系统可以产生很多不利的影响，上述的一些不良反应有些是可以避免的（如可以采用逐渐增加药量的方法减少血压突然下降出现的不适），有些不良反应是不可克服的（如嗜睡犯困），这也制约了此类药物在临床上的广泛应用。所以该类降压药物和前面介绍的几类降压药物不同，一般不作为普通高血压患者治疗的第一位选择。

但是任何事情都是相对的，此类药物又有自己独特的适用人群。例如部分α受体阻断药适用于伴有良性前列腺肥大的高血压患者；特定的α受体阻断药可作为治疗嗜铬细胞瘤患者的降压的优先选择；妊娠高血压患者可以选用甲基多巴治疗。

4. 注意事项 首先，作为非首选的降压药，此类药物一般有比较特殊的服用方法和比较多的不良反应，高血压患者不能自行服用，用药前一定要咨询医生。特别是妊娠哺乳期高血压患者、儿童和老年高血压患者及肝肾功能不全的患者，因为有关在此类患者用药的有效性和安全性，或因条件的限制不能进行充分的研究，或因研究得到结果缺乏广泛代表性，还没有确切的结论。受医学伦理学的制约，在妊娠、哺乳期高血压患者和儿童高血压患者中的研究资料有限，目前有关的研究结果大部分源于动物试验，所以除非特别必要或有强的适应证，一般不建议在此类患者中应用；老年高血压患者对降压药的反应比较敏感而且个体差异比较大，从部分老年患者中得到的研究结果很难作为一般性的结论推广到所有的老年高血压患者中，目前很难预测具体的某位老年患者对该类降压药的反应；大多数药物都通过肝代谢，通过肾和（或）肝排出体外，肝功能和（或）肾功能受损的患者按一般的剂量服药时，可能会发生药物在体内的集聚而增加不良反应发生的可能性，所以应由医生根据具体的肝肾功能情况决定服药剂量。

其次，为减少直立性低血压的发生，开始服药时从小剂量开始，部分药物的第一次服用时间和增加剂量的时间最好在晚上睡觉前；在血压得到满意控制、维持服药期间也要注意，体位变动时一定要慢，不要猛然的坐起或站起；还需要注意的是，在用药量达到药品说明书上的最大剂量，血压仍然偏高时，不能自行贸然增大用药剂量，应该及时就医，由医生调整服药方法或是加用其他类型的抗高血压药物；另外有些患者服用 α 受体阻断药后会出现嗜睡、精神减退等表现，此类不良反应没有很好的处理方法，出现此类症状的患者不宜从事开车、操纵机器等危险的工作。

再者，服药前一定要清楚药品的规格。药物规格是指每片药中所含有的药物有效成分的多少，一般情况下以毫克（mg）为单位计算。不同厂家生产的同一种药物，规格并不完全相同，所以服药时不能以服药的片（粒）数多少为单位计算。药物的规格在外包装上都明确列出，药品说明书上也有说明，服药前应予以注意。

最后，许多高血压患者可能同时合并其他的疾病，需要同时服用其他的药物，这时需要注意。一般来讲，唑嗪类药物可以和抗生素合用，可以和阿司匹林等非甾体抗炎药合用，也可以和降糖药合用，和抗凝药合用也是安全的。但是在某些情况下，药物和药物之间会产生相互作用，增高和（或）降低药物的治疗作用，具体情况因药物不同而影响各异。

多沙唑嗪（Doxazosin）

商品名：多喜林、伊粒平、今倡、伊舒通、仲维、络欣平、东港天乐、必亚欣、双将平

适应证

1. 适于治疗高血压病。

2. 该药不作为一线用药，因为其降压机制的限制和存在较多的不良反应，高血压患者一定不能自行服药。用药前一定和专科医生充分沟通，由医生决定能否服药及服用的具体方法和剂量。

用法用量

1. 从小剂量开始服用，开始时每次 1.0mg，每日 1 次，随后根据血压的情况逐渐增加剂量，每日服用剂量一般不应超过 4mg，超过此剂量直立性低血压的发生率大大增加。

2. 因为部分患者服用该药后会引起直立性低血压，第一次服药最好在睡前，平时服药时也应该注意，体位的变动不能过于剧烈，以免发生晕厥。

主要不良反应

1. 比较常见的不良反应是直立性低血压，主要的表现是体位突然变动（如从坐位突然站起）时出现眩晕或晕厥；特别是老年高血压患者和伴有呕吐、腹泻等血容量不足的患者、服用较大剂量的患者、运动后马上服药的患者更容易出现。

2. 其他的不良反应的发生频率较低，包括心律失常、呼吸困难、嗜睡、胃肠道反应（腹痛、腹泻、恶心、呕吐、胃肠炎）、口干等。

3. 药物过敏反应如皮疹、局部瘙痒、皮肤发红等相对少见。

4. 部分患者可出现小腿下部和足部水肿，发生水肿的原因是药

129

物扩张血管血液滞留外渗所致。

5. 阴茎异常勃起虽然极其少见，但是后果严重，一经出现应立即就医。

◎ 禁忌证

出现下面情况之一的高血压患者禁忌服用多沙唑嗪：

1. 以前应用过此类药物，发生了过敏反应的患者。

2. 近期发生过心肌梗死或合并心绞痛的患者，也不能服用该药，因为多沙唑嗪可能使心率、心肌耗氧量增加，加重心绞痛的症状或诱发心肌梗死。

3. 有消化道梗阻史的患者也不能服用该药。

◎ 注意事项

1. 在第一次服药、增加药物剂量或停药数天后重新开始服用时，直立性低血压最容易发生，最好晚间睡前服药；平时服药时也要注意，特别是在体位变动时一定要慢；避免发生晕厥；运动后不要马上服药；出现腹泻时要及时补充水分；注意到以上问题可以减少直立性低血压的发生。出现低血压症状时应该平卧，抬高下肢。

2. 一些患者在服用该药时会出现嗜睡，应避免驾车或操作机器等危险工作，以免发生危险。

3. 和食物同服可减轻胃肠道反应。

4. 但是出现呼吸困难，伴有胸痛、心悸、心动过速时应及时就医，因为上述表现和心绞痛发作的症状很相似，而在某些患者中多沙唑嗪可诱发心绞痛。

5. 如果水肿的程度轻而且范围仅见于踝关节以下，可以采用抬高下肢的方法缓解；如果水肿的程度比较严重或者是范围在踝关节以上，应该及时就诊以除外其他原因引起的水肿。

6. 如果不良反应的症状比较严重，建议及时就医，以免耽误病情。

7. 动物试验发现多沙唑嗪在动物乳汁中蓄积，高剂量用药时可使胎儿存活率下降，怀孕妇女和哺乳期妇女不建议使用该药；因为儿童中的有效性及安全性尚未证实，不建议在儿童中应用；老年患者容易出现低血压，应该减少服用的剂量；因为多沙唑嗪主要在肝中代谢和排泄，所以肝功能受损的患者服药应该慎重，服药前最好和医生沟通，一般情况下轻度肾功能不全者正常服用该药很安全。

8. 该药和青霉素等抗生素、阿司匹林等非甾体抗炎药、降糖药、抗凝药、β受体阻断药、噻嗪类利尿药合用，没有发现不良的药物相互作用。

贮藏

避光，密闭，30℃以下保存。服药前建议确定药物的有效期。

乌拉地尔（Urapidil）

商品名：劳麦纳、裕优定、利喜定、亚利敌、捷平、罗浩、捷通

131

适应证

1. 用于原发性高血压、肾性高血压患者以及嗜铬细胞瘤引起的高血压患者。目前，乌拉地尔片多用于嗜铬细胞瘤引起的高血压患者。

2. 在一般情况下不作为普通高血压患者的一线用药。

用法用量

从小剂量开始服用，一般每次服用 15mg，每日 2 次；根据血压情况调节用量，缓慢增加药物剂量，一般在 1~2 周内上调到每次 30mg，每日 2 次；最大剂量一般不超过每次 60mg，每日 2 次。在此

剂量下血压仍然得不到有效的控制，应该咨询医生而不能自行处理。

主要不良反应

1. 该药可以因直立性低血压而出现晕厥，而且较多出现在服用剂量过大或是剂量增加过快的患者。

2. 某些患者可能出现心悸、心律不齐、前胸部压迫感及呼吸困难。

3. 恶心、呕吐、腹胀等胃肠道症状比较常见。

4. 全身瘙痒、皮疹等过敏反应相对少见，偶见服药后转氨酶水平升高者。

禁忌证

有下列情况之一的患者绝对不能服用乌拉地尔：

1. 对该药过敏者。

2. 伴随有主动脉峡部狭窄或动静脉分流的高血压患者。

3. 哺乳期的高血压患者。

注意事项

1. 为减少低血压性晕厥的发生率，从小剂量开始服药，而且要缓慢的增加服药剂量。

2. 出现心悸、前胸部压迫感及呼吸困难等症状时，如果发作时的不适感觉明显、持续的时间长或者是频繁发作，要及时就诊以免耽误病情。

3. 与食物同服可减轻胃肠道不适的症状。

4. 部分患者的驾驶和操纵机器的能力受影响，应予注意。

5. 该药对胎儿和儿童的影响没有确切的结果，目前不建议在妊娠、哺乳期高血压患者、儿童高血压患者中应用；老年高血压患者对该药敏感，应用时要特别注意，小心调整药量；该药主要在肝中代谢，代谢产物主要通过肾排出，所以肝、肾功能不全的患者应用时需要在医生的指导下服用。

6. 同时应避免和酒精类饮料同时服用，以免产生过于强烈的镇静作用。

7. 伴有呕吐、腹泻的患者服用该药时，其降压作用明显增强，应及时补充水分。

◎ 贮藏

避光，密闭保存。服药前建议确定药物的有效期。

 酚苄明（Phenoxybenzamine）

◎ 适应证

1. 仅用于嗜铬细胞瘤引起的高血压患者。

2. 不作为治疗普通高血压患者的一线药物在临床上应用。

◎ 用法用量

1. 个体化给药，从小剂量开始服用，每日 2 次，每次 10mg，隔日增加 10mg，直到出现效果或者达到推荐的维持剂量。

2. 推荐的维持剂量是每次口服 20～40mg，每日 2 次，在此剂量下仍没有取得满意的治疗效果，最好不要私自增加剂量而应向专科医生咨询。

◎ 主要不良反应

1. 直立性低血压、鼻塞、口干、胃肠道的刺激症状（如恶心、反酸等）比较常见。

2. 少见的不良反应包括神志模糊、倦怠、头痛、嗜睡。

3. 因服药诱发的心绞痛和心肌梗死偶见。

◎ 禁忌证

存在下列情况之一的患者绝对不能服用酚苄明：

1. 已知对该药过敏的患者。

2. 因为酚苄明能够加快心率，增加心肌耗氧量，加重心绞痛的症状甚至还可能诱发心肌梗死，所以伴有心绞痛、心肌梗死的患者禁用该药。

◎ 注意事项

1. 动物实验表明，长期口服酚苄明糜烂性胃炎和溃疡性胃炎的发生率增高，但是在人体的情况还不是很明确。

2. 某些患者应用该药时会出现低血压性晕厥，注意事项和其他 α 受体阻断药一致。

3. 鼻塞、口干者可通过多喝水和保持室内空气湿润来缓解不适。

4. 与食物同时服用可以减轻胃肠道的刺激症状。

5. 在一些患者中该药可使血压明显下降，引起肾和大脑供血相对减少，肾功能不全的患者和脑供血不足的患者可能因此出现症状加重，所以此类患者治疗期间要定期监测血压。

6. 在治疗嗜铬细胞瘤所致高血压时，应以尿中儿茶酚胺及其代谢物的量来决定酚苄明的用量，适当参考血压的情况。所以在服药期间患者对有关服药剂量的问题有疑问，不要擅自更改服药剂量，应向专科医生咨询。

7. 到目前为止，也不建议该药在妊娠及哺乳期高血压患者中应用；如果存在强的适应证（主要指嗜铬细胞瘤），可在儿童患者中使用该药，但必须咨询专科医生；老年患者对降压治疗敏感，应用时要注意调整药量；该药主要在肝中代谢，代谢产物主要通过肾排出，所以肝肾功能不全的患者应用时需要调整剂量。

8. 该药和其他的降压药如胍乙啶、二氮嗪、利血平等药物合用时，存在相互影响，此时应咨询专科医生。

贮藏

避光，密闭保存。服药前建议确定药物的有效期。

哌唑嗪（Prazosin）

商品名：信谊

适应证

1. 适于高血压患者。

2. 目前不作为普通高血压患者的一线用药，合并有前列腺肥大、排尿困难的高血压患者可选择该药降压。但是患者一定不能自行服用该药，由医生决定能否服药及服用的具体方法和剂量。

用法用量

1. 成人高血压患者从小剂量开始服用，第 1 次服用 0.5mg，睡前服用；以后每次服用 0.5~1mg，每日 2~3 次；根据血压情况逐渐调整剂量，一般为每日 6~15mg，分 2~3 次服；每日剂量不要超过 20mg，因为大于此剂量疗效并不进一步增加。

2. 7 岁以下的患者服药时每次 0.25mg，每日 2~3 次；7~12 岁每次 0.5mg，每日 2~3 次，根据血压情况调整服用剂量。

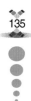

主要不良反应

1. 不良反应多发生在服药初期，大多程度较轻。以眩晕、头痛、嗜睡、精神差、心悸、恶心为常见。

2. 直立性低血压、晕厥、头晕、呕吐、腹泻、便秘、水肿、抑郁、易激动、皮疹、瘙痒等相对少见。

3. 腹部不适、腹痛、心动过速、感觉异常、耳鸣、发热、出汗等偶见。

注意事项

1. 服药剂量因人而异，以血压降至正常范围为准。

2. 眩晕在首次服药或加量后容易出现，此外快速的体外变动、饮酒、长时间站立、运动或天气较热时也可出现，如有上述情况要注意。

3. 嗜睡可发生在首次服药后，服药第一日应避免驾车和危险的工作。

4. 服用该药的患者可出现直立性低血压，首次给药及加大服药剂量时容易出现，特别是在服药30~90分钟内。所以减少首次服药剂量、临睡前或卧床时给药、平时注意不做快速起立动作，可减少其发生。

5. 与其他抗高血压药合用时，该药降压作用加强，服用的盐酸哌唑嗪剂量应减小。

6. 相关研究未发现该药对胎儿及新生儿有异常影响，患者可服用该药控制妊娠和哺乳期高血压；老年人对该药的降压作用敏感，应从小剂量开始；肝病患者、肾功能不全的患者应减小剂量。

7. 与非甾体类抗炎镇痛药同用，特别是与吲哚美辛同用，可使该药的降压作用减弱。

8. 该药与以下药物合用时无不良副作用发生：地高辛；胰岛素；磺脲类降糖药（甲磺丁脲、氯磺丙脲、妥拉磺脲）；镇静药（氯氮䓬、地西泮）；抗心律失常药（普鲁卡因胺、阿替洛尔）；镇痛、退热及抗炎药（阿司匹林、吲哚美辛、保泰松）。

贮藏

避光，密闭保存。

布那唑嗪（Bunazosin）

商品名：迪坦妥

适应证

适于治疗高血压病，特别是肾性高血压及嗜铬细胞瘤引起的高血压，但不作为普通高血压患者的一线治疗药物。

用法用量

从每日 1 次、每次 3mg 开始服用，根据血压的情况逐渐增加药量，但是 1 日服药量最多不能超过 9mg。

主要不良反应

1. 该药的耐受性比较好，主要的不良反应包括头痛、头晕、心悸、嗜睡、倦怠感、口干、皮疹、恶心、食欲减退、胃肠道不适及直立性低血压等，但是一般并不常见。

2. 第一次服药时可出现"首剂效应"，表现为恶心、眩晕、头痛、嗜睡、心悸、直立性低血压。

禁忌证

以往对该药成分过敏的患者禁止服用。

注意事项

1. 睡前给药可以避免"首剂效应"。

2. 伴有头痛、头晕、嗜睡、倦怠等不适的患者避免从事高空作业、驾驶汽车等伴有危险性的工作。

3. 出现直立性低血压时应躺下以缓解症状，如果症状比较严重、长时间不能缓解应该及时就医。

4. 因在动物试验发现，该药对妊娠大白鼠有致畸作用，而且能够进入乳汁，所以妊娠及哺乳期高血压患者最好不用该药；该药在儿童中的安全性尚未确定，不建议在儿童中使用该药；老年高血压患者，从小剂量开始给药，谨慎地增加用量，密切观察血压的变化；因为该药通过肝代谢、通过肾排泄，所以肝、肾功能障碍的患者服用该药时应该减少剂量，服药前和医生充分沟通。

5. 与其他降压药同用时，该药的降压作用加强，须减少服用剂量。

6. 抗结核药利福平可以干扰该药在肝中的代谢，使其降压效果减弱。

◎ **贮藏**

室温保存。开封后应避光、防潮保存。

✿ 奈哌地尔（Naftopidil）

商品名：司坦迪、帝爽、君列欣、那妥、再畅、坤达、浦畅、博帝、愈畅、格瑞佳

◎ **适应证**

适于高血压患者，但是目前不作为普通高血压患者的一线用药。

◎ **用法用量**

1. 从小剂量开始服用，非高龄的高血压患者初始用量为每次25mg，每日1次，高龄的高血压患者应该从12.5mg/d开始用药；第一次服药最好在睡前，以减少体位性低血压的发生。

2. 以后服用的剂量可根据血压的情况适当调整，推荐剂量为每日2次，每次25~50mg，但是每日最大剂量最好不要超过75mg。

主要不良反应

偶见头昏、直立性眩晕、头重、头痛、便秘、胃部不适，但程度轻、持续时间短，继续服药多可自行消失。

禁忌证

既往对该药有过敏史的患者禁用。

注意事项

1. 头昏、起立性眩晕多由直立性低血压引起，第一次服药、首次增加服药剂量的时间最好在睡前。

2. 伴有头昏、眩晕等不适的患者，不宜从事高空作业及机动车工作。

3. 伴有高脂血症、糖尿病、前列腺增生及难治性高血压的患者可以考虑使用该药。

4. 该药的降压作用比较强，服用期间应注意血压变化，如果血压低于正常值，应暂时停止服用同时咨询医生。

5. 目前尚未明确该药在妊娠期、哺乳期妇女以及儿童用药的有效性和安全性，不推荐在此类患者中使用；老年高血压患者对降压药降压作用敏感，开始用药时从小剂量开始；该药通过肝代谢，所以肝功能损伤者慎用。

6. 该药与其他降压药合用后降压作用增强，此时应减少该药的服用量。

贮藏

密封保存。

阿利吉仑（Aliskiren）

商品名：锐思力

适应证

治疗高血压病。

用法用量

成人（≥18岁），每次150mg，每日1次，如需要可增加到每次300mg，每日1次。

主要不良反应

该药通过抑制肾素进而减少血管紧张素Ⅱ和醛固酮的生成达到降低血压的目的。目前的资料显示该药不良反应很少，发生率和安慰剂的不良反应发生率相近。包括腹泻、腹痛、消化不良、头痛、头昏、疲劳、低血压、皮疹、尿酸增加、高钾血症等，血管神经性水肿和癫痫发作非常罕见。

禁忌证

妊娠及哺乳期妇女禁用，对该药过敏者禁用。

注意事项

1. 严重肾功能损伤、肾血管性高血压、血钠浓度低于正常或血容量不足患者以及18岁以下儿童应谨慎使用。

2. 出现严重的持续性腹泻应停止用药。

3. 常规监测电解质和肾功能，尤其是糖尿病、肾病或心力衰竭患者。

4. 与其他降压药合用，增加发生低血压的风险；与厄贝沙坦联用，血中该药的药物浓度降低；与呋塞米合用，呋塞米的血浓度显著降低；与保钾利尿药、钾补充剂和能够提高血清钾浓度的药物（如肝素）联用，发生高钾血症的风险增加。

5. 该药的其他注意事项请仔细阅读药品说明书，在医生的指导下合理用药。

◎ 贮藏

遮光，密封保存。

七、中枢类降压药

中枢类降压药很少作为普通高血压患者的治疗药，但是对于难治性、顽固性、严重高血压的患者加用此类药物，常可以获得满意的降压效果。

1. 中枢类降压药的降压作用原理　中枢类降压药的降压原理和 α 受体阻断药的降压作用原理基本相同，都是作用于交感神经系统，但是作用的具体位点有所差别。顾名思义，α 受体阻滞药只作用于 α 受体；在中枢神经系统内，除了 α 受体外，还存在其他很多的直接或间接影响交感神经的位点，中枢类降压药就是作用于这些位点，产生降压作用。

2. 中枢类降压药的不良反应　不同的中枢类降压药物作用的具体位点不同，引起的不良反应也有所差别。但是作为一类共同作用于中枢内抑制交感神经活性的药物，不良反应又有一定的共性。突出的表现在此类药物都具有中枢抑制作用：如嗜睡和乏力。但是药物不同，不良反应的严重程度不一。相对于 α 受体阻断药而言，此类药物引起直立性低血压的概率很低。

（1）嗜睡和乏力：交感神经维持一定强度的兴奋，是大脑保持清

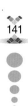

141

醒、对外界各种信息作出正确而迅速的反应的前提之一。交感神经的活动强度受到过度的抑制，不可避免地使大脑对外界的变化反应迟钝。这种不良反应的出现是由此类药物的降压原理所决定的、是不可避免的，但是不良反应程度的强弱和具体服用的药物、服药人的个体差异有关。换句话说，伴有嗜睡和乏力等症状的患者，一般情况下没有办法明显减轻此种不适，除非停药。

（2）水肿和口干：具体的机制不是非常清楚，一般认为下肢水肿和水钠潴留有关。此类不良反应程度一般比较轻微，而且随着治疗时间的延长有逐渐减轻的趋势。

3. 中枢类降压药的实际应用　与 α 受体阻断药一样，中枢类降压药一般不作为普通高血压患者的一线用药，大多作为难治性、顽固性高血压的辅助用药。此外，某些药物有特殊的适宜人群，如妊娠高血压患者可以服用甲基多巴。

4. 服用中枢性降压药的注意事项　首先，高血压患者不能自行使用该类药物，应用前要和专科医生充分沟通，由医生在权衡利弊后决定。一般而言，除甲基多巴外的中枢性降压药物不建议在妊娠高血压患者中应用；虽然没有明确的研究结果，所有的中枢性降压药不建议在哺乳期高血压患者和儿童高血压患者中使用；因为老年高血压患者对此类药物敏感，因此使用时要适当减少剂量；不同种类的中枢类降压药物的具体的代谢和排除途径不同，肝肾功能不全的患者服用具体的药物时要注意适当地减少用量。

其次，应用该类药物时应该从小剂量开始，逐渐增加剂量；此类药物都有程度不同的嗜睡、精神减退等副作用，驾驶员和操纵机器者使用该类药物时要特别注意；同时此类药物和酒精、镇静药物合用时，中枢抑制的作用更加明显，所以使用此类药物期间最好不要饮酒，减少地西泮（安定）等镇静药物的服用剂量或停用。

再者，在服用中枢类降压药物的部分患者可能出现下肢水肿，主要位于踝关节以下，程度比较轻。此多为药物引起，对身体没有危害，可以采用抬高下肢或热水洗脚的方法缓解症状。但是如果水肿的范围位于踝关节以上或程度比较严重，应该及时就医除外其他原因引起的水肿。

可乐定（Clonidine）

商品名：润瑞

◎ 适应证

用于治疗高血压病，一般情况下不作为一线药物。

◎ 用法用量

1. 口服从小剂量开始，每次 0.75mg，每日 3 次，根据血压情况逐渐加量，但是每日剂量不能超过 0.8mg。

2. 因为片剂每日要服用 3 次，患者难免有时漏服，造成血压波动较大，不利于平稳降压，所以现在少有口服片，多用贴剂。

3. 刚开始使用贴剂时，每次 1 贴，中、重度的高血压患者可以用 2 贴；因为贴剂中的可乐定释放的速度缓慢，一般在使用 3 天后才能达到治疗效果，所以正在服用抗高血压药物的患者想改用可乐定贴剂治疗时，不能马上停服原来的药物，还应该持续服用至少 3 天；不同生产厂家的药物释放速率不同，要求更换药贴的时间也不相同，一般要求 7 天更换 1 次；可以根据血压的情况增加剂量，开始用药的 4 周可以作为剂量调整期，疗效不佳时每 7 天可增加 1 贴，最多可同时使用 3 贴，如达到此剂量血压仍然偏高建议咨询专科医生。

4. 虽然本药贴剂供临床应用，能够增加患者的用药依从性，但是有相当一部分患者的用药局部皮肤出现过敏表现，目前不作为治疗高血压病的首选药物。

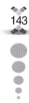

143

⊙主要不良反应

1. 大多数不良反应程度轻微，并且随着治疗的持续进行症状有减轻的趋势。

2. 贴剂最常见的不良反应是用药局部皮肤过敏。

3. 其他发生频率比较高的不良反应有口干、下肢水肿和全身无力。

4. 出现不良反应只要症状不严重，最好不要擅自停药，以免血压突然升高，应及时和专科医生沟通。

⊙禁忌证

1. 既往已知对可乐定过敏的患者，不能应用该药。

2. 由于该药有比较明显的中枢抑制作用，抑郁症的患者也不能应用该药。

⊙注意事项

144

1. 更换药贴时要注意变换贴敷的部位，以减少皮肤过敏。

2. 胸部和上肢的皮肤药物吸收的效果好，大腿部的皮肤吸收效果差。

3. 因为贴剂的药物释放比较慢，首次贴敷 3 天以上才能达到有效的治疗浓度，所以这段时间内须使用其他的药物控制血压。

4. 少部分患者因为体质的原因，贴敷部位可能出现不适或红肿、甚至出现皮疹，此时患者不要私自取下药贴，要立刻和医生联系，由医生决定下一步的措施。

5. 口干者可多喝水；下肢水肿者可抬高下肢；嗜睡、头晕、全身无力没有特别好的缓解症状的方法，有此类表现的患者不能从事驾驶和高空作业等危险工作，不能耐受者只能在医生的指导下改用其他药物。

6. 近期发生心肌梗死和脑血管病的患者，使用该药要小心，使用前请专科医生对利弊进行全面的评估。

7. 动物研究中发现该药不仅对胎儿有害还可以进入乳汁，不建议在妊娠及哺乳期高血压患者中使用。该药在儿童中的安全性还不明确，不建议在儿童中使用。老年高血压患者对该药敏感，使用时注意预防低血压的出现。该药通过肝和肾排泄的比例相差不大，所以肝功能和肾功能受损的患者服药时应该注意调整剂量。

8. 阿司匹林、三环类抗抑郁药可以减轻可乐定的降压效果，此时需要调整可乐定的用量。可乐定可以增强地西泮（安定）等镇静药镇静作用，此时镇静药的用量要减少。

9. 其他需注意的问题，请仔细阅读药品说明书。

🔘 贮藏

避光，密闭保存。服药前建议确定药物的有效期。

 ## 甲基多巴（Methyldopa）

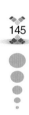

🔘 适应证

1. 用于某些妊娠高血压病。由于许多药物在妊娠时恐伤及胎儿，给孕妇选用降高血压的药物比较困难。虽然人体研究中的资料还不充分，但是已有的动物研究发现该药对胎儿无害，所以有时医生为妊娠高血压患者选择使用该药。

2. 一般不用于其他类型高血压病的治疗。

🔘 用法用量

1. 该药一定要在有经验的医生指导下应用。须从小剂量开始用药，每次 250mg，每日 2~3 次。

2. 每间隔 2 天调整剂量 1 次，直至血压获得满意的控制或是达到最大的口服剂量。

3. 每日的用药总量不能超过 3g，如此时血压仍没有降至正常，应该咨询专科医生，不能擅自增加服用甲基多巴的剂量。

4. 由于该药的作用时间较短，停药后需在医生的指导下给予其他降压药物治疗，以免血压突然升高。

主要不良反应

1. 服用甲基多巴的患者可有下肢水肿和口干。

2. 精神减退和乏力多数在开始用药和加量时出现，通常是一过性，影响不大。

3. 胃肠道症状（腹泻、恶心，呕吐等）的发生率比较低。

4. 需要注意的是有些不良反应的发生率虽然比较低，但是因患者无明显的不适表现而被忽视，例如转氨酶水平升高、嗜酸性粒细胞数增多、白细胞和血小板减少。

5. 请仔细阅读药品说明，了解该药可能发生的其他不良反应。

禁忌证

1. 该药主要通过肝代谢，活动性肝病如急性肝炎、活动性肝硬化患者不能使用该药。

2. 该药能引起一项化验检查（用于分析贫血原因的直接抗球蛋白试验即 Coombs 试验）结果阳性，贫血的患者在查明病因前应禁忌服用该药，对于 Coombs 试验阳性的患者亦不应服用该药。

注意事项

1. 该药可能影响血液系统和肝功能，所以治疗过程中应该定期复查血常规、Coombs 试验和肝功能，特别是在开始服药的 2~3 个月以内，如果出现异常应该咨询专科医生。

2. 甲基多巴引起的下肢水肿一般比较轻微影响不大，出现明显的下肢水肿的患者应该及时就诊。

3. 和食物同服可减轻胃肠道反应，但是症状重者应及时就医。

4. 部分患者服用该药 2~3 个月后降压效果明显减弱，所以应该定期检查血压的变化，在规律服药的情况下血压出现先下降后升高的变化，预示着甲基多巴的降压效果下降，此时应该咨询专科医生。

5. 该药可以进入乳汁，现在还不清楚该药对婴儿的影响，因此在哺乳期高血压患者中使用时要特别慎重；该药在儿童中的安全性还不明确；老年高血压患者对该药敏感，使用时注意预防低血压的出现。

6. 三环类抗抑郁药、阿司匹林等非甾体抗炎药可以降低甲基多巴的降压效果，同时服用时注意要调整甲基多巴的药量；地西泮（安定）等镇静药物可以增加甲基多巴的抑制作用，服用时应该减少地西泮类药物的用量；甲基多巴可以增强华法林的抗凝作用，故需服用华法林抗凝治疗的患者，应酌情减少华法林的用药剂量。

⊛ 贮藏

避光，密闭保存。服药前建议确定药物的有效期。

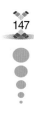

147

⚛ 莫索尼定（Moxonidine）

商品名：美罗平、奥一定、美迪尔舒、雅尼定

⊛ 适应证

轻~中度原发性高血压，但是目前不作为普通高血压患者的一线用药。

⊛ 用法用量

1. 从小剂量开始服用，首次剂量为每次 0.2mg，每日 1 次。

2. 以后根据血压情况逐渐增加药量，一般患者每次 0.2mg，每日 2 次，即可获得满意的疗效。但是某些患者可能需要服用更高剂量，如每次 0.3mg，每日 2 次，推荐的最大剂量为单次服用 0.4mg 或每日不超过 0.6mg。

主要不良反应

1. 服药初期可能会出现口干、倦怠、头痛、偶尔头晕、嗜睡或体弱无力等症状，通常在服药 1 周后能自行减退。

2. 偶见胸闷、反应迟钝、尿频、失眠、恶心。

3. 皮肤潮红、胃肠道症状及皮肤过敏反应（如瘙痒等）极少见。

禁忌证

本药禁用于以下情况：

1. 对该药过敏的患者。

2. 安静时心率<50 次/分，严重心律失常的患者如 Ⅱ 度、Ⅲ 度房室传导阻滞（具体情况应由医生判断）。

3. 不稳定性心绞痛的患者。

4. 该药经肝、肾代谢，严重的肝病和肾病的患者（由医生判断）禁服该药。

5. 该药对中枢神经系统有抑制作用，故震颤麻痹（帕金森病）的患者、癫痫、抑郁症的患者禁止服用本药。妊娠及哺乳期妇女、16 岁以下儿童亦禁止使用本药。

注意事项

1. 虽然该药有比较好的选择性中枢抑制作用，但是个别患者可出现倦怠、头晕、嗜睡的表现（尤其在服药初期），可影响患者的驾驶车辆和操作机器能力。

2. 长期使用该药治疗高血压时，不应突然停药，以防血压反跳性升高。

3. 该药因其有中枢抑制作用，不宜与三环类抗抑郁药同用。

4. 轻度肾功能不全者必须在医生的指导下服用该药。

5. 老年高血压患者对该药的敏感性难以估计，必须使用该药时，应从较小的初始剂量开始。

6. 服用该药后如果出现皮肤发红、瘙痒，应该及时停药。

7. 与其他降压药合用时，该药的降压效果增强，此时应减少该药的服用剂量。

8. 和β受体阻断药联合使用时，应先服用β受体阻断药，隔一段时间后再服用莫索尼定；停药时，应首先停用β受体阻断药，数日后再停用莫索尼定。

9. 酒精、巴比妥类镇静药可加强该药的中枢抑制作用；三环类抗抑郁药、非甾体类抗炎药可削弱该药的降压作用。

10. 遵从医生告知的、药品说明书上列举的需要"慎用、与其他药物相互作用"的情况，不要自己任意服用或增减用药剂量。

贮藏

密封，在干燥处保存。

 利血平（Reserpine）

适应证

治疗高血压病，但是目前不作为普通高血压患者的首选药物。

用法用量

1. 开始服用时，每日1次，每次0.1mg，以后根据血压的情况调整药量，最大剂量不能超过每次0.5mg。

2. 为减少不良反应的发生，在保持治疗效果的前提下，以最小的剂量维持治疗。

主要不良反应

1. 服用剂量偏大时容易出现以下不良反应　过度镇静、倦怠、乏力、注意力不集中、严重的抑郁、睡眠障碍（包括嗜睡、失眠、多

149

梦、梦呓、头痛、神经紧张）等。

2. 较少见的不良反应有柏油样便、呕血、腹部痉挛、心绞痛、心律失常、心动过缓等。长期服用利血平治疗高血压的过程中，若心跳次数<60次/分，并伴乏力、头晕、胸闷等症状，应及时咨询您的医生，判断是否药物导致的窦房结功能低下。

3. 水肿、鼻出血、皮肤瘙痒、皮疹等偶见。

4. 停药后数月内仍可以出现不良反应包括眩晕、倦怠、精神抑郁、注意力不集中和睡眠障碍。

5. 其他可能出现的不良反应，请仔细阅读药品说明书。

◎ 禁忌证

1. 由于该药有促进胃肠道运动和增加胃酸分泌的作用，所以伴有活动性胃溃疡、溃疡性结肠炎的患者禁止服用本药。

2. 由于该药可加重抑郁症患者的症状，故抑郁症（尤其是有自杀倾向的抑郁症）应禁止服用利血平。

◎ 注意事项

1. 该药可使得胃肠道运动加强和分泌增多，伴有胆石症的患者服用时可能出现胆绞痛发作，此类患者能否服药应由医生决定；出现黑色粪便、呕血应及时就诊。

2. 该药主要通过肝、肾代谢，所以老年患者、肝肾功能不全的患者需谨慎使用。

3. 同时合并帕金森病或癫痫的患者服用该药时，可能会加重发作症状或诱发症状出现。

4. 治疗期间，一旦有抑郁症状立即停药。

5. 给大鼠服用较大剂量的利血平会引起胎儿畸形，而且该药也可进入乳汁，不建议妊娠及哺乳期的高血压患者服用。

6. 当和其他降血压药合用时，需减少利血平的用量以防止血压过度下降。

7. 与三环类抗抑郁药合用，该药的降压作用减弱。

8. 饮酒、服用巴比妥类药物可加强该药的中枢镇静作用。

9. 与左旋多巴合用可使多巴胺耗竭，导致帕金森病。

10. 与大剂量的地高辛等洋地黄合用时，可引起心律失常。

◎ 贮藏

遮光，密封保存。

八、复方制剂

降压药物复方制剂是一种将 2 种或 2 种以上单药，结合单药的临床剂量、方法等经验和各自药学特点配方组合而成新药，具有配方科学、使用方便、降压效果明确和不良反应少等特点。一般多使用于中、重度高血压患者或用单药血压有下降但效果不满意或副作用明显的患者，多能起到很好的效果。

我国自主开发的复方降压片（复方利血平，复方利血平-氨苯蝶啶）已经使用数十年，在控制血压效优、价格便宜、易于获得等方面，为广大百姓所信赖。2012 年国家基本药物目录中有 2 种复方制剂被列入：复方利血平（Compound Reserpine tablet）口服常释剂型，复方利血平氨苯蝶啶（Compound Hypotensive tablet）口服常释剂型。患者使用时一般主要注意血压变化，以及消化道症状和心率情况变化即可，安全有效简捷，但患者及家属切记，服用任何药物，一定按照医嘱定期随访并根据病情调药。

近年来，随着新药品种的上市，新型复方制剂不断涌现，其中ACEI 与小量氢氯噻嗪，ARB 与小量氢氯噻嗪的配方组合在国内外备

受关注并在高血压临床上发挥了一定作用，合剂的降压效果多有比单药剂量加倍的降压效果还强。本文主要将国内市场上可获得的新型复方制剂介绍如下。

复方盐酸阿米洛利

（Compoud Amiloride Hydrochloride Tablet）

商品名：蒙达清、武都力

该药为复方制剂，其组成成分为每片含盐酸阿米洛利 2.5mg、氢氯噻嗪 25mg。该药既能保钾又能利尿并可避免单用氢氯噻嗪引起低钾和阿米洛利利尿能力较弱的缺陷。

适应证

用于治疗高血压病所致的水肿和腹水。

用法用量

口服治疗高血压病，每次 1~2 片，每日 1 次，必要时每日 2 次，早晚各 1 次或遵循医嘱，与食物同时服用。

主要不良反应

可有口干、恶心、腹胀、头昏、胸闷等不良反应，一般不需停药。

禁忌证

高钾血症、严重肾功能减退的高血压病患者禁用本品。

注意事项

1. 长期服用该药，应定期检测血电解质，尤其是血钾、钠、氯。

2. 该药包含的成分氢氯噻嗪可使运动员兴奋剂检查试验呈阳性

反应，故运动员应谨慎使用本药。

◎ **贮藏**

遮光，密封保存。

❀ 氯沙坦钾-氢氯噻嗪

（Losartan Potassium and Hydrochlorothiazide Tablet）

商品名：海捷亚

◎ **适应证**

适于治疗高血压，尤其是单药不能控制而需要联合用药治疗的患者。

◎ **用法用量**

1. 该药饭前、饭后服用均可以。常用的起始剂量和维持剂量是每日 1 次，每次 1 片（每片含氯沙坦钾 50mg、氢氯噻嗪 12.5mg）。

2. 对血压控制不满意的患者，剂量可增加至每日 1 次，每次 2 片（每片含氯沙坦钾 50mg、氢氯噻嗪 12.5mg），此剂量为每日最大服用剂量。

3. 该药不能用于血容量不足的患者（如服用大剂量利尿药治疗）。对严重肾功能不全或肝功能不全的患者不推荐使用该药。

4. 老年高血压患者，不需要调整起始剂量，但该药不作为老年高血压病的起始治疗药物。

◎ **主要不良反应**

1. 一般而言，该药治疗的耐受性良好，大多数不良反应的性质轻微和短暂，不需中断治疗。

2. 氯沙坦钾-氢氯噻嗪治疗原发性高血压的临床对照试验中，头晕是唯一被报道发生率高于安慰剂1%的药物不良反应。

3. 其他不良反应　过敏，氯沙坦钾治疗的患者中很少有血管神经性水肿［包括喉和声门水肿导致呼吸道堵塞和（或）脸、唇、咽和（或）舌的肿胀］的报道，其中一些患者曾因服用其他药物（如卡托普利等 ACEI 类药物）而出现过血管神经性水肿。

4. 实验室化验结果　有0.7%患者发生高血钾（血钾>5.5mmol/L），但无需因此停用。血谷氨酸氨基转移酶升高很少发生，一般停药即恢复。

◎ 禁忌证

对此产品中任何成分过敏者禁用该药。由于该药含有的成分氢氯噻嗪是磺胺类药物的衍生物，故对磺胺类药物过敏者亦禁用。

◎ 注意事项

1. 严重肾功能不全或肝功能明显异常的高血压病患者，不建议使用该药。

2. 该药物中的成分氯沙坦钾　已报道有个别敏感患者发生肾功能衰竭，部分患者在停止治疗后，肾功能的改变可以逆转。双侧或单侧肾动脉狭窄的患者使用氯沙坦钾可以引起血中尿素和肌酐升高，这些变化可因停药而逆转。

3. 该药物中的成分氢氯噻嗪　与其他所有抗高血压治疗一样，部分患者使用可发生症状性低血压，在并发腹泻或呕吐时，应注意有无发生电解质紊乱（如低钠、低钾），故治疗期间需定期检测血清电解质，一旦发生异常请及时就诊。噻嗪类药物治疗高血压病可能降低葡萄糖耐量，糖尿病患者在降糖治疗过程中可能需要调整胰岛素和口服降糖药的剂量。

4. 对妊娠和哺乳的影响　因为动物实验证实药物可导致胎儿的

损伤甚至死亡。因此，确定妊娠后，应尽快停药。氯沙坦钾能否通过乳汁分泌还不清楚，但噻嗪类药物能出现于人乳汁中。由于它对哺乳婴儿的潜在不良作用，应权衡药物对母亲的重要性，决定停止授乳还是停止用药。

5. 请仔细阅读药品说明书有关该药的"不良反应、注意事项、药物相互作用"等，在医生的指导下合理使用该药，请勿随意增加或减少药物剂量。

◎ **贮藏**

室温 15~30℃ ，密封保存。

🌸 厄贝沙坦-氢氯噻嗪

（Irbesartan and Hydrochlorothiazide Tablet）

155

商品名：安博诺、安利博

◎ **适应证**

适于治疗原发性高血压。该药用于治疗单药厄贝沙坦或氢氯噻嗪不能有效控制血压的高血压患者。

◎ **用法用量**

该药须在医生的指导下应用，口服治疗高血压病，每日 1 次，每次 1 片（每片含厄贝沙坦 150mg、氢氯噻嗪 12.5mg），最大剂量不应大于厄贝沙坦 300mg、氢氯噻嗪 25mg，空腹或进餐服用均可。

◎ **主要不良反应**

1. 该药在高血压患者安慰剂对照试验中，不良反应总发生率在厄贝沙坦/氢氯噻嗪组与安慰剂组间无差异。

2. 不良事件发生与剂量（在推荐的剂量范围内）、性别、年龄、种族或治疗周期无关。

3. 临床试验中报道的不良反应有眩晕、恶心、呕吐。自厄贝沙坦/氢氯噻嗪复方制剂应用以来，有下列不良反应的报道：像其他血管紧张素Ⅱ受体拮抗药一样，少数病例会出现皮疹、荨麻疹、血管神经性水肿等过敏反应，但是发生率非常低，咳嗽、低血压等很少有报道。

◎ **禁忌证**

1. 已知对该药活性成分或其中的任何赋形剂成分过敏者禁用该药；由于氢氯噻嗪是一种磺胺衍生物，故对磺胺衍生物过敏者亦禁用本药。

2. 氢氯噻嗪是该药的成分之一，氢氯噻嗪禁忌的情况亦适用于该药，如严重肝、肾功能损害，胆汁性肝硬化，胆汁淤积，顽固性低钾血症，高钙血症。

3. 母亲使用噻嗪类药物有引起新生儿血小板减少、胎儿或新生儿黄疸的报道。由于该药含氢氯噻嗪，在妊娠开始3个月不推荐使用，在计划怀孕时应转为合适的替代治疗。在怀孕的第4~9月，该药能引起胎儿和新生儿肾衰竭、胎儿头颅发育不良和胎儿死亡，因此，本品禁用于怀孕4~9月的孕妇。如果被诊断为怀孕，应尽早停用该药。

◎ **注意事项**

1. **低血压** 对由于使用强效利尿药而使血容量和钠不足、饮食中严格限制盐，以及腹泻、呕吐的患者可能会发生症状性低血压。在用本复方治疗之前应纠正这些情况。

2. **肾动脉狭窄引起的肾血管性高血压** 该药含有成分厄贝沙坦属血管紧张素Ⅱ转换酶抑制药，当存在双侧肾动脉狭窄或只有一个肾脏有功能伴肾动脉狭窄的患者发生高血压，使用该药治疗时，有发生严重低血压和肾功能不全的危险。

3. 肾功能损伤和肾移植　肾移植或肾功能损伤的患者使用本药时，建议定期监测血清钾、肌酐和尿酸，严重肾功能不全者禁止使用该药。

4. 肝功能损伤　由于较小的体液改变和电解质平衡紊乱都有可能促发肝昏迷的发生，故肝功能损伤的患者使用该药应慎重。

5. 主动脉和二尖瓣狭窄、梗阻性肥厚心肌病的患者应谨慎使用该药。

6. 噻嗪类利尿药治疗高血压病可能降低葡萄糖耐量，糖尿病患者在降糖治疗过程中可能需要调整胰岛素和口服降糖药的剂量。由于本复方制剂中氢氯噻嗪的含量较小（12.5mg），以上作用很小或不存在，但仍需注意监测血糖。

7. 噻嗪类利尿药（包括氢氯噻嗪）能引起体液或电解质紊乱，如发生低钾血症，当与厄贝沙坦合用时可减少其诱导的低钾血症。但肝硬化患者、利尿作用明显的患者、口服摄入电解质不适当的患者仍易发生低钾血症。

8. 遵从医生告知的、药品说明书上列举的需要"注意事项、慎用、与其他药物相互作用"等情况服用本药，不要自己任意服用或增加用药剂量。

 贮藏

不要贮存在30℃以上的地方，以原包装贮存。

复方利血平（Compoud Reserpine Tablet）

该药为复方制剂，每片含：利血平 0.032mg，氢氯噻嗪 3.1mg，维生素 B_6 1.0mg，混旋泛酸钙 1.0mg，三硅酸镁 30mg，氯化钾 30mg，

维生素 B_1 1.0mg，硫酸双肼屈嗪 4.2mg，盐酸异丙嗪 2.1mg，还有适量的辅料。利血平为肾上腺素能神经抑制药、硫酸双肼屈嗪为血管扩张药、氢氯噻嗪为利尿药，三者联合应用有显著的协同作用，促进血压下降，提高降压疗效，降低了各药的剂量和不良反应。

◎ **适应证**

适于治疗早期和中期高血压病。

◎ **用法用量**

口服治疗高血压病，每次 1~2 片，每日 3 次。

◎ **主要不良反应**

1. 该药常见的不良反应有鼻塞、胃酸分泌增多及排便次数增多等副交感神经功能占优势现象，以及乏力、体重增加等。

2. 部分患者长期服用该药可出现明显的抑郁症状，可能与本药含有的药物成分利血平、盐酸异丙嗪等有关。

3. 部分患者长期服用该药可出现心动过缓（心率<60 次/分），甚至心脏停搏，可能与该药含有的药物成分利血平有关。

◎ **禁忌证**

对该药过敏者禁用。胃及十二指肠溃疡患者禁用本药。

◎ **注意事项**

1. 在服药期间出现抑郁症状，应及时就诊咨询心血管内科医生，判断抑郁症状是否与服用本药有关、是否需要停药。

2. 在服药期间出现心率变慢<60 次/分，要注意是否与该药的成分有关，应及时就诊咨询您的医生。

3. 服用该药治疗高血压病期间，若同时加用洋地黄药物，可能突然发生心跳停止或心律失常，故若需加用洋地黄类药物，应咨询医生。

4. 请仔细阅读药品说明书有关该药的"不良反应、注意事项、药物相互作用"等，在医生的指导下合理使用该药，请勿随意增加或减少药物剂量。

⚙ 贮藏

遮光，密封保存。

✿ 复方利血平氨苯蝶啶

（Compound Hypotensive Tablet）

商品名：北京降压0号 •••●

该药为复方制剂，其组成成分为每片含：氢氯噻嗪 12.5mg，氨苯蝶啶 12.5mg，硫酸双肼屈嗪 12.5mg，利血平 0.1mg。硫酸双肼屈嗪和利血平是基础降压药，配合利尿剂氢氯噻嗪和氨苯蝶啶，协同降压，减少单药用药的剂量，减轻不良反应。

⚙ 适应证

用于治疗轻、中度高血压病，对重度高血压需与其他降压药合用。

⚙ 用法用量

口服治疗高血压病，每次1片，每日1次。

⚙ 主要不良反应

1. 服用该药偶可引起恶心、头胀、乏力、鼻塞、嗜睡等，一般减少用量或停药后即可消失。

2. 部分患者长期服用该药可出现抑郁症状。

3. 部分患者长期服用该药可出现心动过缓，甚至心脏停搏。

◎ 禁忌证

1. 对该药过敏者。

2. 活动性溃疡、溃疡性结肠炎、抑郁症、严重肾功能障碍者。

◎ 注意事项

1. 若在服药期间出现抑郁症状，应及时就诊咨询心血管内科医生，判断抑郁症状是否与服用该药有关、是否需要停药。

2. 若在服药期间出现心率变慢，<60 次/分，要注意是否与该药的成分有关，应及时就诊咨询医生。

3. 老年患者的肾功能有一定程度的生理减退，应在医生指导下减量应用。

4. 胃、十二指肠溃疡，心律失常和有心肌梗死病史的高血压病患者，应谨慎使用该药。

5. 请仔细阅读药品说明书有关该药的"不良反应、注意事项、药物相互作用"等，在医生的指导下合理使用该药，请勿随意增加或减少药物剂量。

160

◎ 贮藏

遮光，密封保存。

附　　录

附录1　解读说明书

前言——为治病，吃药前先看药品说明书

人的一生不可能不患任何疾病，为了诊断、治疗和预防疾病，我们人类会在生命过程中的不同时期，在不同的身体状况下与药品打交道，所以了解我们需要应用的药品知识是必要的。学会阅读药品说明书是了解药品基本的、重要的方法之一。

每一种药品都有自己的药品说明书，没有药品说明书的药品，是不能随便服用的。除了医生告诉关于应用该药的基本知识外，用药前认真阅读、准确理解说明书可以相对容易地配合医生治疗疾病，保证安全用药。另外用药的人学会阅读药品说明书，也是了解全面应用药品最简单、快捷的途径。所以治疗疾病用药前，一定要先看一下准备服用药物的药品说明书，不清楚、不明白的地方需要请教医生。

药品说明书和药品，都是经过国家卫生部和药品监督管理部门审查、注册后批准，才能在医院、药店等地方销售供患者使用。所以可以认为药品说明书是指导患者吃药、卫生部批准的法定文件。药品说明书包含了药品安全性、有效性的重要科学数据、结论和信息，指导患者安全、合理使用药品，也是指导医生、药师、护士和患者合理用药的重要根据。

卫生部国家食品药品监督管理局规定，药品说明书必须有统一的格式、内容和书写要求。药品被批准用于治疗疾病之后，即在患者临床应用过程中，国家还要求医生、药品生产企业也应主动跟踪药品上

市后的安全有效性情况。

发现有新的药物不良反应要及时报告，必要时需要对说明书修订。同时强调，药品生产企业未根据药品上市后的安全性、有效性情况及时修订说明书或者未将药品不良反应在说明书中充分说明的，由此引起的不良后果由该药品生产企业承担。以此不仅避免了不必要的法律纠纷，也促使药品生产企业重视药品不良反应、重视药品说明书的书写和更新。

药品说明书在指导临床用药方面起着非常重要的作用，医生给患者治疗疾病时，如何给患者合理用药是专业性很强的问题。患病后一定要请医生明确诊断，根据病情及患者的生理特点等诸多因素综合后决定用药原则。患者不能擅自盲目用药，用药后要密切注意病情的发展。服药后出现严重不良反应需及时停药。临床医生也须不断学习，才能正确使用药物。

在家庭中的药品储存，比如自备的"家庭药箱"中药品携带的药品说明书也不能随便扔掉，要与药品放在一起保留，最好的是连原包装放在一块，不易丢失弄混，使药品有比较详细的说明和指导，便以需要时参阅。

药品说明书包括以下基本内容：

药品名（正式品名、英文名、通用名、商品名）

本品主要成分

结构式

性状

药理和毒理作用

药代动力学

适应证

用法与用量

不良反应

禁忌证

注意事项

孕妇及哺乳期妇女用药

儿童用药

老年用药

药物相互作用

药物过量

规格（密闭，阴凉处保存）

包装（铝箔包装或不透光塑料瓶包装）

有效期（暂定　年）

批准文号

生产单位

一、药品名称

药品名称简称药名。就像我们每个人有自己的姓名，甚至还有"乳名、学名、笔名"等，每种药品也有自己的药名（药品名称）。国家对药品名称的管理有严格的法规，药名须经过国家卫生部药监局审查、注册后才能被批准使用。未经国家食品药品监督管理局批准注册的药品名称，是不能在药品说明书和标签上使用的。药名与药品批准证明文件的相应内容必须一致。甚至对于药品说明上印制药品名的字体、大小、位置等均有详细的规定。为加强对药名的管理，我国的法律不允许利用未注册商标对药品进行宣传，误导医生和患者使用。

根据我国的统一规定，写在药品说明书上的药品的名称，必须包括化学名、通用名、商品名三种确认药品名称。有些不同的药品，名称只差一个字，但可能就不是同样的药品，也就不会治疗同样的疾病。所以用药时要认准通用名或者化学名，注意区分，不要错用。

1. 化学名　是全世界统一的（国际非专利）名称，以英文（英文名）和中文译文（正式品名）表示。同时在药品说明书中一定须有相应的、准确的药品化学结构式。

2. 通用名　我国《药品管理法》规定，凡是列入国家药品标准（国家药典）的名称就是药品的通用名称，也称为法定名称。通用名称是不能变的，任何教科书和研究论文文章上出现的应是同一名称，一般以英文和译文表示。并且要求药品通用名称的位置，必须在说明书显著的位置标出。

3. 商品名　每家药品生产药厂都可为自己的药品产品取一个商品名。商品名也就是由不同的制药企业，为自己生产的药品取的名称，即商标名。也就是说同样的药品由不同的制药企业生产，虽然化学名与通用名相同，但会有多个不同的"商品名"。

二、药品主要成分

药品说明书会明确告诉我们，该药品所含的主要成分组成，这就像我们吃的饺子馅中会有肉或蛋、蔬菜、油、盐等。有些药品只有一种成分，而有些药品含有多种成分。

说明书不仅会标明药品含有的成分，也要标明辅料的组成成分。无论口服药、注射剂等药品在制药工艺中，可能需要掺加一些辅料，药品说明书也应当同时列出所用的全部辅料名称。辅料是药品的重要组成部分，对药品的质量和安全性都有很大影响。过去曾有因药品的辅料不合格，造成患者用药后出现严重事故发生的惨痛教训。尤其药品处方中含有可能引起严重不良反应的成分或者辅料的，也要求予以说明。

当某种药品含有两种以上治疗药品成分时称为复方制剂，药品说明书应当列出复方制剂中所含的所有药品成分。中药组方则应写明药中的全部中药药味。

三、药品结构式

从化学结构的理论而言，分子是由原子组成的，但不是原子的杂乱的堆积，是各原子依照一定的分布顺序结合起来的整体就叫"化学结构"。药品结构式是指药物的化学结构，它表示了药物分子中的原子相互结合的顺序和方式。这种分布顺序和关系会相互影响或相互作用。药物分子的性质不仅决定于组成元素的性质和数量，也决定于分子的化学结构。

若药物为无机化合物，说明书中会只列出分子式；若为有机化合物，一般会在药品说明书中增加药品结构式的信息，用图示方法直观地说明药物分子大小、形状以及分子中各原子的连接方式和顺序。

四、药品的性状

药物的性状是药品质量的重要表现特征之一，特别是化学药品，虽然表面上看起来相似，难以区分。实际上药品成分除了化学结构不同，它们的外观、固有气味、稳定性、溶解度及各项物理常数等也不同，也就是"药品的性状"不同。

药物性状包括药品自身存在的外观状态、颜色，药品本身固有的嗅、味。一般稳定性是指药物是否具有易潮湿、易风化、易遇光变质的性质。溶解度在一定程度上反映药物的纯度，供精制和制备溶液时的参考。物理常数是鉴定药品的重要指标，《中华人民共和国药典》规定了溶解度和物理常数的测定方法。这些药物性状的重要表现特征，在药品说明书中根据国际公认或通用标准制定，也是国家药品监管的专业部门鉴别药物的真伪、检测药品质量、制定药品质量标准与其制剂的质量标准的依据。

五、药理作用和毒理作用

（一）药物的两重性

药物可以治病也可以致病，这就是药物的两重性。因为许多药物本身就来源于有毒的动植物，药理作用和毒理作用是直接反映这两重性的表现。药物毒理作用常常就是药理效应的延伸作用，而关键在于用药的剂量、方法等，过量必然引起毒理作用的出现。有些药物单次应用可能无严重不良反应，但反复应用在体内产生蓄积作用，即会表现出药物的毒理作用。某些疗效尚好的药物，与其他的药物合用时，药物间相互作用可出现独立作用或用药无效。

（二）药理作用

药理作用是科学家们研究药物和机体相互作用的一门科学，就是研究药物对机体的作用和机体对药物的影响。也就是研究药物进入身体后，身体会发生什么事儿，会产生什么影响，同时还要研究身体对这药物有什么影响的科学。药理学的研究主要靠实验方法完成，还包括免疫药理学、遗传药理学、时间药理学、临床药理学研究等。

（三）毒理作用

顾名思义，是描述药物对生物体负面效应的科学研究（毒性反应、中毒）。通过研究药物本身的毒性、药物进入生物体内的途径（注射、口服或其他等）、药物如何让人出现中毒的机制（"理儿"）和病理过程（身体发生毒性表现的整个过程）的科学。有些药一般人用后是安全的，但有些特异体质患者服用后，可能发生过敏、中毒等不良反应。就需要科学家们研究这些问题，尽量地减少药物对我们人体的不良反应，提高人类对于药物不良反应的预防能力。在药品说明书中描述的这部分内容，一般是描述在动物实验看到的结果。药物对我们人体的负面效用，称为"药物不良反应"，在药品说明书中有专门的介绍。

有人认为中药无毒性，其实是一种误解。我们都知道古人传下来一句古话"是药三分毒"，说明我们的先辈已经积累了对药物使用的丰富经验，得出了这个经典真理。所以中药用药也要十分慎重并遵医嘱，有不良反应要及时停药。

（四）药理、毒理学的研究方法

药理学、毒理学的研究主要靠实验方法完成，研究涉及多学科的科学技术，如化学、有机化学、生物化学、生理学、疾病学、治疗学、工业发展等。药品说明书上介绍的这方面研究内容，集成了许多科学研究者的大量工作。

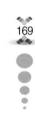

对于每一种新药的研究，都会在动物身上进行系统的、充分的、多种类型的研究。但是这些动物研究还不能代替人体研究，所以还必须在不损伤人体的前提下在人体进行验证试验观察。有些药物需要采用人体的血液、组织部分进行体外实验，才能得出药物对人体的评价。也就是通过临床前（动物实验）药理学研究、临床药理学研究（人体药物评价），了解了药品的有效性（药效动力学）、药物在我们身体内的运转规律（药代动力学），才能初步了解患者应用的基本状况。

六、药代动力学

每一种药在我们身体内的代谢过程都不同。药代动力学是一门用时间函数来定量的描述药物在体内的吸收、分布、代谢、排泄的科学。是研究药物进入我们人体后，用精密仪器测定药物留在我们身体内的药物剂量，在身体里药跑到哪里去了，通过什么途径变化了，最后通过我们的什么脏器（肾？肝？）排泄出了身体等。是应用数学的方法，随着药物在身体内的停留时间，科学地计算出药物在身体内的药物浓度数据（含量参数）变化。医生将参考这些科学研究的数据，推算和指导患者用药的剂量、次数、给药方法等。

所以我们服药每日几次，每次多少剂量，这些问题是经过科学的研究得出的。不按照说明书、医嘱服药就可能会给我们的身体带来"药物引起的伤害"。

七、适应证

适应证就是指药物的作用与用途，也就是告诉我们，这种药是治什么病的。

每种适应证是在充分的、科学的动物实验及临床人体研究的基础上确定的，经过政府的药品监督管理部门审核后才允许印刷在说明书上。制药企业不能任意改动、增减药品的适应证，这是违法行为。

有时一种药品可能有几种适应证，也就是说一种药可能治疗几种病，但治疗每种病（适应证）的剂量、用法可能不同，会在说明书中标明其作用和用途，用药前需要仔细阅读。一般而言，一种药不可能有许多的适应证，即一种药不可能治疗过多的疾病，特别是化学药、生物制品药。

八、用法与用量

我们应该注意阅读说明书，一定要严格遵守说明书中规定的用法用药或者遵照医生的嘱咐用药，使药物的疗效达到最好。

1. 正确的用药方法　药品的人体用法是按照科学研究结论得出的，如肌内注射、静脉注射、口服、外用及饭前服、饭后服、睡前服等，我们自己不能随意更改药品的使用方法。一般患者在家中用药主要是口服、外用。

注射剂不能在家中使用，因为家中不会有齐备的急救设施，和有经验的医护人员团队。而注射剂型的药品直接注入到人体，随着血液流入到全身，若发生不良反应可能会很快，不能对紧急情况给予适时的处理，甚至贻误病情。

2. 口服药的送药饮水问题

（1）口服药的送药饮水量：要求送服药的水量，将药片、胶丸等被送到胃部就行。太少的水量可能不够将药送到胃部，而粘在食管等处，引起患者不适。需要注意某些疾病，即使服药也要注意尽量减少饮水量，如心力衰竭、严重的水肿疾病等，医生会要求限制液体的摄入量，只要药物能够被水送到胃内即可。

（2）口服药的送药饮水温度：口服药一般是指被吞咽口服的药品，使用适应口感温度的白开水送服即可。有些药物不能使用热水送服，因有的药品遇热后可能会发生物理、化学反应，降低药物的作用。

（3）其他饮品：因人们对于饮品各有喜好，吃药时能否使用个人喜好的饮品送服药物，取决于药品的理化性质。如遇鞣酸可能发生作

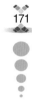

171

用的某些药品，不能用茶水送服。牛奶、果汁本身含的成分，会影响某些药物的吸收、利用，从而影响药物的治疗效用，或产生药物毒性作用。服药前应该阅读药品说明书，避免此类问题发生。最好还是选择白开水送服药品，儿童也不例外。

（二）用量

说明书上的用药量是指患者服药的剂量（可以理解为药物重量），一般包括18~60岁成年人的平均安全有效剂量，往往是指一次用药的剂量。写在药品说明书上的剂量，是一般患者的需用剂量，临床对药物治疗用量的范围有严格的限制，药物应用低于治疗剂量起不到治疗作用，剂量过大则会出现毒副反应，甚至还可导致死亡。

任何医生和患者都希望用药时能够得到"最适用的治疗药物剂量"，但是实际上，少数人又可能需要高于或低于药品说明书的剂量，方能获得治疗效益。由于个体之间是有差异的，这种差异造成药物对不同的人需要的剂量、药物疗效和不良反应也有差异。此时一定要求患者在医生的指导下，调整药品应用的剂量，不能自己随意更改用药剂量。

药品说明书上的药品用量，通常指成人剂量，儿童剂量一般会另外标明。不能自行把儿童用量以"成年人减少剂量"确定为儿童用量，这是危险的，因为生长发育期的儿童身体等状况并不等于是缩小的成年人。

九、不良反应

（一）不良反应的定义

我国卫生部和国家食品药品监督管理局联合发布的《药品不良反应报告和监测管理办法》中，将不良反应定义为"合格药品在正常用法用量下，出现的与用药目的无关的或意外的有害反应"。因为许多药物在使用过程中，会出现我们期望的药物治疗目的（药物疗效）之外的一些反应，这些反应可能对于身体不仅是有害的，甚至是可危及生命的，称为药物不良反应，一般称为药物"副作用"。药物的不良反应在说明书中都会注明。注意阅读不良反应，加强用药的自我监测，有助于一旦出现不良反应，及时采取措施。

（二）不良反应必须详细记录

药品说明书对不良反应有严格的要求，必须记录已经发现的药品不良反应。但是新药临床应用时间短，有时可能对其不良反应认识不足，随着药品使用历史的延长，临床经验的不断积累，不良反应的认识也逐渐积累。各国卫生药品监管部门均要求，任何药品新发现的不良反应，即使发生在极个别人的严重不良反应，都必须详细记录、交流，及时记录并上报国家食品药品监督管理局的"不良反应监测中心"，必要时制药企业需要更改药品说明书。

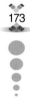

（三）药物不良反应的管理

因为政府管理部门对于药品说明书管理严格，一般来说医生和患者按说明书用药，常见的不良反应按照说明书中注明的解决办法实施，可以避免临床用药发生问题。但是在临床用药过程中不良反应是个复杂的问题，不良反应不仅会经常出现，有时会出现不可预期的、意外的甚至是危及生命的严重事件，所以必须严密观察。

（四）不良反应的报告

根据我国的相关法规规定，任何人发现可疑药品不良反应，应该及时向所在省、自治区、直辖市药品不良反应监测中心报告。未成立省级中心的地区，可以直接向国家药品不良反应监测中心报告药品不良反应。

对于患者而言最重要的是，无论怎样发现药品不良反应，特别是

173

严重的药品不良反应，要立即停药，及时到医院就诊，防止酿成严重的、危及生命的后果。这种药品不良反应的及时报告、交流，会告知更多的医生注意这方面的问题。同时提请国家监管部门严格监管类似问题，保护公众的健康。

（五）不良反应的发生因人而异

不同的人服用同样的药，为什么有的人有不良反应，有的人没有不良反应？主要是因为人与人之间对药品不良反应的敏感性方面有较大的个体差异。也就是说，别人有的不良反应，你不一定有。

不良反应与各种药物本身的特点相关之外，还与患者的疾病情况、既往的药物使用历史、自己的身体健康状况有关。如有过敏体质的人使用青霉素、磺胺等药物容易发生过敏反应。有肝、肾功能不全的人，使用对肝、肾功能有影响的药物，容易引起进一步损害。

另外，医生发现在药物治疗过程中，同样疾病的患者中，有些人对某种药物敏感，而有些人对这种药物无反应，或者有些人出现严重不良反应。近年来随着人类基因等研究的科学研究发展，发现每一个人对不同的药物疗效、不良反应（即毒副作用）的差异受到遗传因素的影响。所以科学家们现在已经开始着手进行这类的研究，希望找到方法能够在患者用药前既可以选择合适的药物、剂量、用药方法，又可以发现基因分型对药物疗效反应、毒性反应、是否产生耐药的影响等，最终达到根据每个人的遗传学状况来用药，使患者在获得最大药物疗效的同时，出现药物不良反应的风险降到最低。但是这种理想还要科学家们继续努力，可能需要长期、艰苦的工作之后才能实现。目前这类问题尚处于研究阶段，还是要依靠医生、药物的治疗经验积累来给患者选择治疗药物。

（六）正确认识和理解不良反应

我们有些患者在阅读了药品说明书后，看到其中列举的许多不良反应就害怕了，不敢再继续用此药了。从我们医药工作者而言，某药品说明书中列举的不良反应多，从某种角度上讲，表明这是一种负责任态度。对于某种药品的说明书中写得适应证多、不良反应列举少或过于简单，特别是对严重不良反应未详细列举时，应用这种药则要格外小心，防止出现未知的不良反应。中药同样有不良反应。

有些药品说明书中的不良反应介绍项中，可能会看见"可能相关""肯定相关""可能无关"等描述的字样，这是国际通用的表达药物与不良反应之间的关系和程度表达，此时一般其后会有药品不良反应与药品之间的关系详细解释说明，可以详细阅读，有疑问请医师帮助进一步理解。

不良反应的发生与药品的价格无关，即价格高的药品不一定是更安全有效的药品。也不是说新药比老药更安全有效，新药的优点不一定都表现为疗效高、不良反应少。

十、禁忌证

175

"禁忌证"就是告诉我们什么疾病状态、什么时间、什么情况下这种药物禁止使用，这是没有商量余地的。

我国的药品说明书法定必须列出"禁忌证、注意事项"，有些说明书中会看见"慎用"字样。按照中文理解"禁忌证"就是禁止使用，而"慎用"可能提醒服药的人服用本药时要注意小心谨慎使用。根据《反兴奋剂条例》，药品中含有兴奋剂目录所列禁用物质的，说明书会注明"运动员慎用"字样。

十一、注意事项

中国语言丰富，有些词义的差别，表明了含义的不同。但是有些问题又不能准确地归为简单的一类，所以药品说明书中会将应该注意的问题列为"注意事项"。这类问题告诉我们，服药时要注意或小心一些重要的问题。

（一）关于慎用、忌用、禁用等词语

中国语言"慎用、忌用、禁用"一字之差的词义，表达了临床用药需要注意的不同程度。但是我国的药品说明书则法定必须列出"禁忌证、注意事项"，而将传统中文药品说明书中"慎用、忌用、特殊患者应注意的内容"等问题列为"注意事项"。

"禁用"就是禁止使用。"慎用"提醒服药的人服用本药时要注意，小心谨慎，要求在医生指导下使用，密切监测不良反应。"忌用"比"慎用"进了一步，已达到不适宜使用或应避免使用的程度。标明"忌用"的药，说明其不良反应比较明确，发生不良后果的可能性很大。其他有一些药品在应用过程中，应该特殊注意的给药剂量、用法等事宜，也列在该栏目中。

（二）药物与肝、肾功能的重要相关性

一般药品说明书在注意事项中，一定会注明药物对肝、肾功能的影响。

1. 肝功能不全患者用药的注意事项　肝是人体许多药物代谢的重要脏器，肝病或者其他疾病影响了肝的功能，均会造成这些药物作用在人体内的代谢过程改变。而且肝的功能复杂，对于药物代谢的影响是多方面的，目前预测肝对于药物代谢的影响还是有限的。几乎每种药品说明书均有提及该药品与肝功能的关系，这些关系有些是明确的，有些是含糊的，或者尚不明了的。需注意：

（1）很多药物在肝代谢，如果肝病影响到临床用药，必须在治疗肝病同时治疗其他脏器疾病。

（2）肝的代谢功能代偿能力强大，但是严重的肝病甚至造成肝功能减退时，对药物代谢的影响是明显的。不通过肝代谢的药物少，它们可能通过胆汁等途径排泄。

（3）药物的肝毒性影响可能与剂量相关，但是也可能是无法预知的。在肝功能减退的患者，低于正常应用剂量时就会发生药物的肝毒性表现。

（4）常规的肝功能检测的指标，主要提示肝细胞损害的程度，不能准确衡定肝代谢药物的能力。也就是说不能准确预测肝代谢药物功能的受损程度。

（5）有些全身其他的疾病影响到了肝功能，如心力衰竭或肝病引起的低蛋白血症，致蛋白结合力下降，使血浆蛋白结合率高的药物血药浓度增加，可能使药物毒性增加。

（6）有些药物可能加重肝病的临床表现，如导致体液潴留的药物可能加重肝病引起的水肿、腹水；镇静药、排钾利尿药物等会加重肝病患者的肝性脑病。

（7）肝病不仅仅使肝功能减退，而且会使肝脏的合成凝血因子的功能降低，使抗凝药物的药效敏感性增加，易造成患者发生出血倾向。

2. 肾功能不全患者用药的注意事项　肾功能不全的患者用药时增加了临床用药的许多不安全性，主要是因为药物及其代谢产物经过已经有排泄障碍的肾脏排出人体减少，容易引起药物在体内蓄积致中毒，即使在临床用药是在正常用药剂量范畴内，也可能出现药物不良反应甚至严重不良反应。同时药物会对肾功能加速损害，二者形成恶性循环。此时必须减少用药剂量，或选用与肾不相关的药物应用。所以需注意以下肾功能不全患者用药的注意原则：

（1）已有肾功能损伤的患者肯定不能应用"肾毒性药物"。即使怀疑有肾功能不全者，也应在用药前、后监测肾功能，根据检查结果及时调整用药剂量。

（2）目前尚无准确的数据，能够决定肾功能减退到何种程度需要减少药物多少剂量，这取决于药物的"肾毒性"强度和肾功能损伤的程度。

（3）不同的药品通过肾的代谢和排泄情况各不相同，无法用一种方式解决各种药物的特殊问题。只能通过每种药物的临床研究、循证医学研究结果和医生的临床经验给予"个体化给药"。

（4）严重肾功能损伤或尿毒症患者，病情复杂，药物的吸收、蛋白质结合力降低，也常合并其他重要脏器的损害，如肝、心等，或者需要同时需要多种药物联合用药，也需要复杂的"个体化给药"。

（5）毒性较大，安全剂量范围窄的药物，可以参考"肾小球滤过率"制定给药剂量方案，通过"肌酐清除率"进行评估或者测定血清肌酐浓度了解肾功能的情况。但是这种给药方法复杂，技术要求高，除了专科医生，一般的临床医生无法实施。

（6）因为肾功能减退，经过肾排泄的药物血浆半衰期延长，肾功能不全的患者均需减量用药。但同时可能会出现药物减量后，无法达到需要的有效血药浓度或延迟达到，出现治疗药物失效的情况，影响治疗药效。

（7）即使健康的老年人，从正常生理本身而言，机体功能或多或少已开始进入功能衰退期，用药时需参考肾功能相关提示更安全。

（8）药物应用剂量过大、疗程过长，这也往往是出现肾损害最主要的原因。坚持合理用药，切忌滥用药物，尽量避免两种或两种以上肾毒性药物的联用，对高危人群要根据肾功能状态调整用药剂量和用药疗程。

（9）高危人群患者用药须经常做肾功能检查，可尽早发现肾功能指标的异常变化，以对于药物作出调整。若能得到及时的诊治，急性肾衰竭也不是不可逆的，患者也可以恢复的。

3. 注意注明的"药物中毒、过量处理"问题　有些药品说明书会注明"药物中毒、过量处理"问题，在发生此类问题时可以参考。如果无此类说明，遇到问题时，可以参考同类药物说明书的"药物中毒、过量处理"。

从安全角度而言，无监测、检测条件的地方，不要给予患者选择毒性大、无救治设施无法抢救的药物。

4. 注意药品说明书上加注的警示语　要注意药品说明书或标签上加注的警示语的问题。为保护公众健康和指导医生、患者合理用药，并参照国外有关规定，我国《药品说明书和标签管理规定》增加了警示语有关规定。警示语是指对药品严重不良反应及其潜在的安全性问题的警告，也可以包括药品禁忌证、注意事项及剂量过量等需提示用药人群特别注意的事项。出于保护公众健康和指导正确合理用药的目的，药品生产企业可以主动提出在药品说明书或者标签上加注警示语。国家食品药品监督管理局也可以要求药品生产企业在说明书或者标签上加注警示语。

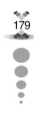

十二、孕妇及哺乳期妇女用药

（一）孕妇

妊娠妇女用药后，药物可能从孕妇身体通过胎盘血液，使一定量的药物输入胎儿的身体，影响胎儿的生长、发育、器官的完整性等，甚至造成不可逆的畸形等。药物的致畸性对于胎儿的生长发育阶段尤其相关，所以妊娠妇女用药一定要注意说明书中这类问题。鉴于许多药物可以自由地通过胎盘，对于有些妊娠妇女必须用药治疗疾病，同时想要保护胎儿，孕妇用药务必注意以下几点：

1. 一定要仔细阅读药品说明书中"孕妇及哺乳期妇女用药"内容。如果说明书未提及相关信息，也不意味着此药就是安全的，也可能尚未进行此类研究。

2. 没有任何一种药物对胎儿是绝对安全的。在妊娠期只有药物对母亲的益处大于对胎儿的危险时才考虑用药，但是在妊娠的前 3 个月内（妊娠早期）应避免使用任何药物。

3. 致畸药物（细胞毒药物）绝对不能用于未采取可靠避孕措施的育龄妇女。

4. 妊娠时妇女自身药物的代谢率比非孕期明显减慢。

5. 妊娠期妇女禁止用试验性药物。

6. 药物对于孕妇和胎儿的药理作用可能不一样，产生的药物影响也不一样。有些药物对胎儿有迟发性的作用，甚至有的药物对胎儿的影响比对母亲更长。

（二）哺乳期妇女

母亲在哺乳期用药，药物被母亲的身体吸收后，分布到母亲的乳汁中。从孩子吸入的乳汁中，幼小的婴儿体内有了药物，就可能会对孩子造成药物不良反应。

1. 哺乳期妇女"必须用药"的原则是不仅母亲可以选用该药，同时"此药品可以安全地用于婴儿"时，哺乳期母亲方可应用此药。

2. 药品说明书注明的药物从乳汁排出的量可能对婴儿有害，是绝对禁忌用药，但是从乳汁中排出的药量多，且尚不知对婴儿是否有害，也不要选用。

3. 有些致人过敏的药物，即使乳汁中的剂量很少，也可能引发孩子的过敏反应。

4. 几乎所有给哺乳期妇女使用的药物，或多或少都有一部分从乳汁排出，所以哺乳期的母亲应尽量避免用药。

总之，在孕妇妊娠和妇女哺乳期，用任何药都可能会影响到"母亲和孩子"两个人。在孕妇及哺乳期妇女必须用药时，一定要在医生的指导下选择药物，保护好"母亲和孩子"。

十三、儿童用药

儿童的生理特点不同于成年人，所以儿童用药不同于成年人。通常药物相关科学数据的获取，是根据成年人的研究结果得知的，儿童使用的许多药以前是没有做过临床试验的。临床应用的药品说明书中80%未记载小儿用药的剂量，所以特别需要注意此问题，医疗机构也要加强管理。并且儿童临床用药有许多的特殊性、注意事项，需要药品说明书中特别注明"儿童用药"问题。

（一）儿童生理特点决定与成人用药不同

婴幼儿出生后几乎每时每刻都在生长发育，所以体表面积、体重的比例与成年人不同，吸收、代谢、排泄率也比成年人快。同时处在生长发育时期的儿童，身体的器官和组织发育尚不完善，对药物反应敏感，易发生药物不良反应。所以儿童用药一定要在医生的指导下，盲目用药还可能会危害儿童的健康，造成终生遗憾。

（二）儿童用药依赖于成年人的帮助

由于儿童智力发育不完全的客观原因，用药的不良反应自己无法诉说主观感觉，认知能力尚未成熟，依赖于成年人的判读和帮助。所以家长须监管幼儿用药的全过程，严格遵守医嘱服药，注意观察病情变化。

（三）儿童用药剂量要准确

儿童由于其特点，甚至在选择药品的药效方面要求高，用药剂量尤其要准确。切忌把儿童当成按比例缩小的成人，即以成人的比例减少用药剂量给药，一定要拒绝"儿童用药成人化"。

一般是在医生指导下，不同药物依据儿童体重、年龄精确计算给

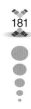

181

药剂量。家长不能以为多吃一点药，孩子的疾病能够治愈的快，而自行增加药物的剂量；当然也不能为了安全任意减少给药剂量或停药。液体药剂量须用标准的量具，准确量取剂量给药。不仅治疗用的药物剂量、方法、给药途径等都是依据小儿体重计算剂量、研究得出的，家长自行改变给药途径也是不安全的。

（四）选择儿童用药的适合剂型

儿童用药时应注意选择易于应用的、正确的药物剂型，比如3岁以下小儿不宜用片剂、胶囊剂等不易吞咽的剂型。

（五）其他儿童用药应注意的问题

小儿出现一些症状，未经医生诊断，家长自行给儿童用药是不安全的。小儿用药数天病情未见好转时，也还是需要再去看医生。但是也要注意，有时家长急于治愈孩子的疾病，短时间内带生病的孩子看不同的医生，将不同医生配给的药物，全部或从中自行选用一些药物给小儿服用，都是不安全的。

还要注意把药品放在小儿不易拿到的地方。遵照用药指示，包括"将其摇匀后服用"等。

十四、老年用药

老年人的特点决定了老年人用药不同于青壮年人。所以药品说明书中要求标明此问题。

（一）生理特点

老年人因自然衰老，机体组织器官功能减退，甚至慢性退行性变，药物在体内的吸收、运转、分解、排泄功能降低，尤其是重要的肝、肾代谢器官，功能药物易在体内蓄积，产生毒性。老年人常身患多种疾病，尤其慢性疾病，所以经常一个人同时需要服用多种药物治疗不同的疾病。

（二）不良反应多见

老年人机体内环境的稳定性减退、用药种类繁多，使药物间发生相互作用的机会也就增加，包括一种药物增加了另一种药物的药理效应，甚至将相同药理效应的中西药合用，加强了药理效应，产生毒性、严重不良反应；或者一种药物的药理作用被另一种药物所拮抗，降低疗效。一旦出现严重反应，应立即停药就医。

（三）容易滥用药物

老年人在不同的疾病治疗单位就诊后，同时用不同的药物治疗不同的疾病时，没有很好的甄别药物的异同特性选择用药，容易形成药物滥用。不仅未达到治疗疾病的目的，还造成医疗费用的浪费（无论个人或医疗保险），还易产生药物过敏反应、过量反应、毒性反应，严重者可导致生命危险。老年人用药尽可能简单、品种不宜过多，剂量不宜过大。

（四）防止老年人"自己诊疗"疾病

老年人生活阅历丰富，有一定疾病的诊疗知识，但是不能替代正规的医学教育、系统培训和医疗经验，自己给自己医治疾病、选择药物。老年人就诊时，应向医生讲清诊疗的需求。在健康状况有变化时，一定要在医生的诊疗下，指导用药，防止出现"用药不利"的情况。医生需要诊疗清楚病情，给患者讲清楚，尽量减少用药的种类；患者应清楚目前自己服用的药物，以便医生开处方时选择合适的药物。患者要严格按医嘱服药，做好医患配合。

（五）认知能力改变

老年人的认知能力下降多见，原因是多方面的。除了疾病对身体的打击，衰老过程中的退化，同时伴有神经、精神表现，使医疗就诊、疾病感知、健康保健、用药依从等方面的认知力下降，对于自身

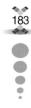

健康保护能力下降。

（六）减少用药剂量

老年人的机体各器官生理功能已经发生变化，不能与青壮年人一样应用药物的常规剂量。需要减少给药剂量或从小剂量开始逐渐调整至老年人合适剂量。保障个别老年人特殊情况下用药个体化，不能千篇一律，需要医生认真地确保每一位老年人的用药安全。

（七）老年人的特异反应性

老年人的机体慢性退行性变化，某些药物是应禁忌的。如可抑制下丘脑后部体温调节中枢的药物，如氯丙嗪（冬眠灵）、地西泮（安定）、甲基多巴、阿米替林等可促进周围血管扩张，抑制血管收缩，干扰碳水化合物的代谢，还可通过降低患者对环境的反应，干扰老年人对寒冷的反应，致使体温降低。故老年人要少用或禁忌用这些药物，尤其是在寒冬季节。

（八）有些药物须慎用或禁用

老年人应慎用或禁用明确对肝、肾及其他器官有损害的药物。如一定要用，需要在临床医生的监护下减量应用，密切注意不良反应的发生。即使是很小剂量的药物，长期使用，小应警惕蓄积中毒的可能性。同时有些药物易致老年人肝、肾及其他器官损害。

（九）杜绝应用不明不白的"药物"

中国有句人尽皆知的古语"是药三分毒"，意思即只要是药就可以有某些不良反应。所以建议老年人无明确病因的基础上，不可私自乱用药物，尽量减少不必要的预防性用药。有些保健品也在广告中宣传有药用作用，这是违法的。患者千万不能自行决定以保健品替代有效的药物治疗，以免贻误病情。

（十）勿忘按时吃药

有些药物必须坚持服用，否则起不到药物治疗的效果，甚至产生严重的"停药反应"。需要家人、医护人员帮助提醒按时服药，但不能双倍剂量补充服药。

十五、药物相互作用

药品说明书中需要注明此问题，更多的目的是供医师参考应用，尤其是多种疾病并患时。

药物相互作用，指一种药物改变了同时服用的另一种药物的药理效应，即药物与药物之间的相互作用。这种相互作用的结果可以表现为一种或两种药物的效应增强，也可以表现为减弱，药理学称为出现拮抗或相加效应。药物经过口服、注射、外用等方式，进入人的身体后，会在人的身体内发生许多变化。如果应用一种药物同时还应用另一种药物，在人的身体内药物的效应发生变化，称为药物-药物相互作用。另外除了药物之间的影响，若因食物与药物之间引起效应改变，称为药物-食物相互作用。而药物在胃肠道吸收、体内环境 pH 值（胃、肠不同）、药物吸收时间不同、胃肠运动速度的变化、药酶的活性的改变等也都参与在"药物相互作用"过程中，使药物对人体的作用和影响复杂化。

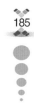

在有些疾病、老年患者常常并不是仅仅服用一两种药物，而多种药物之间的相互作用结果会更加复杂。有时为了治病，不得不应用多种药物时，对发生的药物相互作用的临床意义，需要有经验的临床医生判定，是否需要停用某种药物。此时特别需要防止出现一些我们非期望的药物对于身体的作用，如引起不良反应，或由于疗效降低致贻误治疗等。有些疾病的临床表现和药物的不良反应相近，需要医生帮助判断究竟是药物作用还是疾病症状的表现。

目前研究比较清楚的有些药物相互作用，是由某些肝脏药酶（细胞色素 P450 同工酶）代谢的药物，如果增加或降低这类酶的活性，则会影响有些药物在人体内的血药浓度，使药物的药效增加或降低，或者增加药物的不良反应。这类药物也被称为"肝药酶的诱导剂或抑制剂"，在常用的药物中具有这类作用的药物，其可导致的有临床意义的药物相互作用，在药品说明书中会注明的。患者在服用多种药物时须注意了解完整的药物相互作用的信息，或者请医生帮助确定是否可以联合用药。

有些少数的药物可以通过治疗药物监测的方法，帮助医生调整药物的剂量，对于合用两种以上的药物，判定药物相互作用有时是有用的。但是这种检测方法需要高精密度的仪器、熟练的技术人员及有经验的临床医生，根据各个药物作用的知识或通过对患者的临床体征，结合血清药物浓度的监测对药物的相互作用加以预测，指导临床合理用药。

十六、药物过量

超过常用剂量用药可能引起"药物过量"，会致身体产生严重不良反应，甚至导致死亡。药品说明书上标注的临床用药剂量，应该是相对安全的治疗剂量范畴。即使有时按照药品说明书用药，但是老年人、肝肾功能损害者由于药物不易从身体排出，仍然易发生药物过量的反应。有时服用了同类药、重复用药、相互协同作用的药也可能会发生"药物过量"的临床表现。

发生药物过量，则应立即停止用药，马上请医生帮助进一步清除未吸收的药物，并且设法排出进入身体的药物，尽力抢救。虽然有些药品说明书会告知"药物过量"的处置方法，但是出现严重药物过量需急救时，千万不要贻误病情，最好将患者应用的药物同时交与诊治的医疗单位，以助于正确诊断治疗。

十七、药品规格与保存

(一) 药品规格

药品规格是指药品最小计算单位的含量，也就是每片药或每支的含量及每个包装所含药品的数量。所有药物制剂的规格，均根据药物适应证、用法用量范围、药物剂型、药代动力学、药效动力学、合理用药及方便用药等，综合科学研究的依据而规定确立的。药品规格是经过卫生药监管理部门批准的，规格的改变也建立在科学、合理的政府监管基础之上，不是能够任意更改的。

如果同类药物规格不同，可能用法用量就不同，药品说明书会注解清楚，用药前需要读明白说明书。当您看见经常应用的药品规格改变了，需要特别注意是否有药物应用适应证、用法用量范围的改变。

(二) 药品贮藏

贮藏是指药品保存时的一些基本要求，一般指在有效期内的保存方法和要求，目的是保证药品的质量。不提倡个人"储藏"药品，因为药品均是有时间限制应用的物品，也就是说"过期"了的药品使用是不安全的。多数药品均需避光贮藏，密闭并在阴凉干燥处保存。若需特殊贮藏条件的药品如生物制品，则要求必须标明"需避光、冷藏或低温保存"等。这些要求药品说明书中会注明，要防止药物不变质，变质的药物绝对不能应用。

我们各自家庭中的"备用药"贮存时不仅要注意口服药和外用药、成人药和孩子药分开贮藏等，避免用药时出现差错。还要注意药品受到日光、灯光、紫外线，甚至温度、湿度等因素的影响，会使药品的质量和稳定性逐渐下降，即使仍然在有效期内的药品，也可能失效。所以存放已久的药品，用药前必须要考虑药品是否贮藏得当，检

查药片有无松散、崩解、潮湿、黑点；溶液是否有变色、沉淀、异味、棉花样物生长，剂量自然减少（挥发了）等。贮藏的药品出现不正常的表现，一定不要服用。

十八、药品包装

药品作为一种特殊的商品，国家药品法规对药品包装有严格的要求。卫生药监管理部门要求按照各种药品的特点，规范化进行包装。我们初拿到的药品包装必须完整，即使在有效期内的药品，如果药品原包装被严重破坏，就不能保证药品的质量，也不能应用。

多数的药品根据其理化性质，要求铝箔包装或不透光塑料瓶包装。也有的药品包装特殊，需要注明。注意同一种药品，同一种剂型，不同的制药企业肯定包装不同。药品包装并不要求新颖独特，也不需要"过剩、过度包装"。

药品包装上印刷的文字和药品说明书一样重要，书写的格式及内容都要按照规定的格式印制。药品包装标签上的内容必须严格按照相关规定，印刷和粘贴标签说明。药品包装上印刷的文字不能过于简单或太专业化，患者不好理解。也不能印刷未经批准的、患者看不懂的文字，或者在包装上的文字表达不当，使患者误服或者服用不便。任何未经批准的内容，不能任意书写于包装标签说明上面。

现在有些制药企业会推出一些新的药品储存包装，目的可能是方便药品储存与拿取等目的。但是一定要了解这样药品是否依旧安全、卫生的储存，药品拿取是否真正方便，确保药品不会丢失和变质。

十九、有效期

药品的有效期就是指在此期间服用，保证质量的时限。各类药包括化学药品、生物制品、中药，其理化性质不同，所以药品的有效期（保质期）或失效期各不相同。原因是有些药品稳定，可以长时间存放；而不稳定的药品时间长了，本身会发生变化。这种变化轻者药效降低，重者甚至可能会产生一些有毒物质危害人体健康。所以药品超过有效期或达到失效期后则视为过期失效，过期药物绝对不能服用。按照《药品管理法》的规定，可以从药品的包装得知该药品的有效期、失效期。

我们在用药时一定要核对药品说明书上的有效时间。生产批号表示具体生产日期，有效期或失效期为药品质量可以保证的期限，过期药物应该淘汰。即使在有效期内的药品，如果药品原包装被严重破坏，就得不到药品质量的保证，也不能继续应用。

过期药物不仅不能服用，按照我国《国家危险废弃物目录》的法规规定，过期药物应该做到无公害、安全销毁处理，避免药物对于环境、土壤、水源、动植物等造成可能的伤害、危害。卫生监管部门要求医院应有"药品有效期管理制度"，目的是落实医疗机构内的药品有效期管理。

所以我们自己家中储备的药品也应定期检查药品的"有效期"，家中不要大量存放近期不用的药品，以免造成药物过期，也是避免浪费药品等资源。

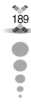

二十、批准文号

药品的批准文号相当于咱们成年人的"身份证"，既是国家卫生药监管理部门批准的某种药物的生产文号，也是药物生产和流通的合法性标志。每一种药物必须取得批准文号才能生产、销售和使用。医生、药师根据批准文号可以判断出药物的类型是化学药品、中药、保健品、生物制品、体外化学诊断试剂、药用辅料、进口分包装药品等。

而药品批号一般表示该药的生产日期。须注意不同国家的药品批号表示方法不同：一些欧洲国家进口药的年月日写法按日、月、年排列表示，美国进口药大多按月、日、年排列，日本进口药大多按年、月、日排列，俄罗斯等独联体国家则用罗马数字代表月份等。

二十一、生产单位

生产单位就是指药品的生产企业。这可以在我国的工商注册系统中查明该企业相关信息和药品生产信息。

二十二、药品的剂型

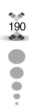

不同药品的剂型，其药物的剂量（含量）是不同的，但是决定应用哪一种治疗药物的剂型，需要医生为我们承担医疗责任而选择，患者不能自己决定。在有急性疾病时，医生往往可能给我们应用注射给药的方法，快速地将药物注射到体内，使药物迅速发挥治疗作用，然后再口服药继续治疗。所以治病时可能选择的药物，会采用不同的药物剂型。

药物一定要被制药企业（药厂）制成一定的剂型，才能被人体吸收，发挥药效。常用的药物剂型有片剂、液体剂、膜剂及纸片剂、喷雾剂等，每种剂型又分不同的具体剂型，如片剂还可以分为压制片、包衣片、舌下片、口含片、泡腾片、多层片等。各种药物的制剂，均须达到《中华人民共和国药典》等药品管理的规定标准，政府相关部门也在相应地履行监管职能，以保证人民用药安全问题。

有些药品在实验中发现，虽然药物疗效好，但是由于该药的物理化学特性，在我们的人体中吸收、排泄、发挥作用过程中的问题，不能够达到治疗需要的持续时间要求。制药技术可以根据临床应用的需要，使用医药技术、药品制造和材料科学的发展带来的福音，科学家们将药品的原料采用特殊的制作方法，制造出让药品能够在我们身体内充分发挥最好的治疗作用，同时降低不良反应发生的药品剂型。

比如治疗高血压的硝苯地平药物，其普通片剂治疗高血压的疗效是肯定的，但是在人体内的作用时间短，达不到治疗高血压病"24小时平稳降压"的要求。虽然可以每日服用硝苯地平普通片剂 3~4 次，来解决连续降血压的疗效标准问题。但是上班的人、年龄大的人可能会忘记服药，或者觉得多次服药比较麻烦，自己减少服药的次数，影响治疗效果。所以制药技术将硝苯地平制成不同剂型，达到延长药物疗效的目的。如硝苯地平普通片口服或舌下含服吸收迅速，约15 分钟起效，降血压作用持续 4~6 小时，每天需要服药 3~4 次；硝苯地平缓释片可以在体内缓慢释放，作用时间延长至 12 小时，可以每天服药 2 次；硝苯地平控释片许多患者服药后，降血压持续时间可以达 24 小时，每天只需服药 1 次。但即使有的患者服用了硝苯地平控释片，可能还是不能达到 24 小时平稳降血压的要求，就需要医生再进一步调整治疗方案了。

二十三、掌握服药的时间

无论何种药品，服用的时间、次数是与药物本身，给药方法，患者本身的状况，肝、肾功能等相关来确定的。所以何时服药是有要求的，按照药品说明书或遵医嘱服药是必要的。

药品说明书中对有些药品服药的时间会有特殊的说明，有些药物有引起睡眠的作用，应该在晚间睡前服用，否则白天服用后会有昏昏欲睡的感觉。大家都知道，注射胰岛素治疗糖尿病，必须在进餐前，方能较好地控制血糖水平。而高血压患者多在上午8~10时和下午3~5时血压最高，而一般药物多在服药后半小时开始表现药物效应，2~3小时达到高峰，因此在血压升高前服药会达到较好的降血压治疗目的。

有些药物必须坚持服用，否则起不到药物治疗的效果，甚至产生严重的"停药反应"，需要家人、医护人员帮助提醒按时服药，但不能双倍剂量补充服药。

二十四、处方药与非处方药的区别

处方药与非处方药（OTC）的区别原则是，当药品说明书注明是处方药时，需要医生开具处方，药剂师方能配药，患者方可用药。也就是处方药一定要经医生的许可后，须有医生的处方才能购买或领取，患者才能用药。药品说明书注明是非处方药（OTC）时，则不需要医生的处方，药剂师就能配药，患者可以直接到药店购买药品，按照非处方药药品说明书标明（也可以理解为规定）的适应证、剂量、规定疗程用药。

按照全世界的惯例，非处方药不需要医生开处方，患者可到药店自行购买，并依据药品说明书自行使用。非处方药的基本标准是：非处方药药品经过长期使用证明，是相对于处方药更加"应用安全、疗效确切、性质稳定、使用方便"的药品。但是非处方药虽然经过长期使用，相对安全可靠，其安全性并不是"绝对保险"的，仍然有多种非处方药品说明书注明的不良反应、注意事项不能忽视。

虽然处方药与非处方药的标准不完全一样，但是非处方药（OTC）的标准来源于处方药。非处方药的药品说明书与处方药一样，非处方药无论口服制剂还是注射剂，必须列出所有处方成分，包括辅料。同样品种的药品既是处方药，又是非处方药双重身份时，注意其处方药与非处方药的说明书肯定不一样。处方与非处方两种药会在适应证、用法、用量、剂型、疗程有区别，不可相互混用。

但是无论处方药还是非处方药，用药过程中出现不适的临床症状，则须到医院就诊，请临床医生诊治。服用非处方药时也不能自行改变服药剂量、延长服药疗程、改变服药次数。

有些地方为了方便患者，实施"电子处方"，但是为了确定医生对于处方的责任和医疗机构对于药品管理的责任，往往电子处方只能在医院取药，限制患者去药店买药。也有的地方规定，医生利用计算机开具、传递处方时，同时打印出纸质处方，其格式与手写处方一致；打印的纸质处方经医生签名后有效，患者可以去药店买药。药师核发药品时，核对打印的纸质处方，核对无误后发给药品，并将打印的纸质处方与计算机传递处方同时留存备查。

二十五、服用安全可靠的药品

一般而言，国家对于医疗机构或药店提供、经营的药品管理是有严格的质量管理的。这些机构需要符合规定的药品批发企业（零售、连锁）审核、营业执照、药品经营许可证、医疗机构执业许可证（非营利性）、营利性营业执照、药品的储存、运输等资质要求。我们从这些单位得到的治疗药品，是可以放心应用的。

但是我国幅员辽阔，东西南北中地区不可能完全应用一样的药品。虽然对于疾病医疗的原则，在全国乃至全世界的要求是一致的，可是医生的诊疗经验、专业水准、处方习惯也不完全一样，选用的药品种类会有差别。对于需要长期服药治疗的患者，我们建议患者需要配合医生，尽量选择当地易获得的药物品种（当然不包括缺乏的、必需的药品），以减少邮寄、代购、网购处方药品。

有些疾病的治疗药物，如治疗高血压病、冠心病、心律失常、心

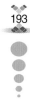

力衰竭等，均是处方药物。也就是说这些药物一定需要根据医生的处方，患者才能得到药物，而且需要根据处方的医嘱服药。处方药物需要医生的处方才能取药、买药，并不是说患者每次就诊，都需要去大医院、三甲医院取药、买药。慢性病、老年人及各种行动不方便的人，更应该保证获得的治病药品是安全、可靠的。患者不能嫌麻烦，应去正规的医疗机构和药品供应单位取药、买药。

在互联网发展到今天，有些地方为了方便患者，实施"电子处方"。但是为了确定医生对于处方的责任，医疗机构对于药品管理的责任，往往电子处方只能在医院取药，限制患者去药店买药。或者医生开具、传递电子处方时，同时打印出格式与手写处方一致的纸质处方，经医生签名后才有效，患者可以去药店买药。药师核发药品时，核对打印的纸质处方，核对无误后发给药品，并将打印的纸质处方与计算机传递处方同时留存备查。

二十六、合理用药是医生和患者的共同目标

总之，做到合理用药是医生和患者的共同目标，但是首先要诊断明确，才能对症下药。合理用药不仅对于医生的专业水平要求很高，在给患者用药的过程中，随时注意观察病情的变化、药物反应；同时要求患者配合医生，严格遵照医嘱用药，及时反馈身体出现的情况；出现不良反应及时停药，调整治疗方案。

《中国高血压防治指南》由我国多学科专家，包括心血管、肾脏、内分泌、神经科、妇产、行为、营养、管理等组成的专家委员会编写的书籍，是临床医生治疗高血压病的指导原则。同时根据我国近年来的心血管流行病学和循证医学的进展，并参考借鉴了国外最新研究成果和指南建议（2005年发布）。2008年11月开始重新修订，2010年修订版的指南预期2010年下半年发布。我国大部分高血压患者应在基层卫生机构就诊，基层卫生机构是高血压防治的主战场。为了全面防控高血压，卫生部疾病预防控制局、国家心血管病中心、中国高血压联盟联合制定了2009年基层版《中国高血压防治指南》。基层高血压指南简明实用，是基层高血压防治的指导纲领，其中有关治疗的要点如下：

一、我国人群高血压病的发病率、知晓率和治疗率

2002年调查我国18岁及以上居民高血压患病率为18.8%，估计2006年全国患病人数2亿多，与1991年比较，患病率上升31%。我国人群高血压知晓率为30.2%，治疗率为24.7%，控制率为6.1%，与1991年相比有所提高，但仍处于较差水平。

二、血压与心血管病危险

1. 高血压发病的危险因素　体重超重和肥胖或腹型肥胖、饮酒、膳食高钠盐。

2. 血压升高是中国人群脑卒中发病的最重要危险因素，是中国

人群冠心病发病的危险因素，并增加心力衰竭和肾脏疾病的危险。

三、我国成人血压水平的定义和分级

类别	收缩压（mmHg）	舒张压（mmHg）
正常血压	<120	<80
正常高值	120～139	80～89
高血压：	≥140	≥90
1级高血压（轻度）	140～159	90～99
2级高血压（中度）	160～179	100～109
3级高血压（重度）	≥180	≥110
单纯收缩期高血压	≥140	<90

196

四、高血压的治疗

1. 治疗目标　治疗高血压的主要目标是血压达标，以最大限度地降低心血管发病和死亡的总危险。这就要求医生在治疗高血压的同时，要干预（处理）患者检查出来的所有可逆性危险因素（如吸烟、高胆固醇血症和糖尿病），并适当处理患者同时存在的各种临床情况如糖尿病、高脂血症、冠心病。

2. 非药物治疗　指通过生活方式的干预包括提倡健康的生活方式、消除不利于心理和身体健康的行为和习惯，达到控制高血压，以及减少其他心血管疾病的发病危险。

（1）减轻体重：超重和肥胖或腹型肥胖是高血压的危险因素，体重每减少10公斤，收缩压下降5～10mmHg。所以，保持适当的体重是高血压防治的长久课题。流行病学调查也证实肥胖与血压呈正相关，因此不过量进食，以清淡为主，限制热量摄入，超重的人当体重减轻后，血压就会有一定程度的降低。

（2）以限盐为中心的合理饮食：钠的代谢与高血压有密切关系，钠与血压水平呈正相关。要控制钠盐的摄入量，市售食盐的成分主要是氯化钠，每天用量以少于 6 克为宜，相当于瓷勺一平勺的 1/3，也可以买专门定制的 6 克小勺。平时要注意尽量少吃或不吃添加过多调料的罐头食品和腌制食品。同时注意补充含钙丰富的牛奶、虾皮、萝卜、蜂蜜等。对肥胖的老年人来说，更要节制饮食，不可贪吃。我国人民饮食习惯中还应该增加含钾丰富的食品，绿叶菜鲜奶和豆浆都是不错的选择。饮食结构中，多吃蔬菜水果，肉类要适当限制。

（3）适量运动：为取得运动训练的良好结果，强调中等量强度的规律运动，保证每次运动时间和每周运动的次数，增加快走、慢跑、游泳、太极拳等有氧运动比例。最好能做到每次运动持续 30 分钟左右，每周 3 ~ 5 次，每次量要适度，轻度出汗、心跳加速就可以了，不要追求短时间大运动量锻炼。

（4）戒烟限酒：据有关资料报道，戒烟 1 年可以看到对心血管的益处。饮酒与高血压发病呈正相关，多量饮酒会导致高血压。每月饮酒如果 1000ml，人的收缩压就会显著增高；舒张压对酒精更敏感，即使每月饮酒量不足 1000ml，也可使舒张压升高 5mmHg。世界卫生组织已把少量饮酒有益健康的观点改为饮酒越少越好，已诊断为高血压或心脑血管病后，就应该戒酒。

（5）调节心理平衡：高血压病是一种身心疾病。当人体受到内外环境的不良刺激时，可以引起情绪激动，使交感神经兴奋、血管收缩、血压升高。有研究观察到高血压的患者比健康人更内向、情绪不稳定、人际关系敏感、焦虑抑郁、偏执等等。所以对于精神压力大、心情抑郁的患者，注意进行自我心理调节，豁达乐观，保持良好心情，以降低高血压的发生概率。

但是一旦确诊已经患有中度以上高血压病了，就不能光依靠以上的措施，而是需要服药治疗高血压病，预防心、脑、肝、肾等重要脏器并发症的问题了。

3. 药物治疗（在医生指导下）

（1）治疗目的：降低血压使其达到相应患者的目标水平，通过降压治疗使高血压患者的心血管发病和死亡总危险降低。

（2）治疗原则

1）采用较小的有效剂量，即可使血压达标获得降压疗效，又可减少不良反应。使用时应逐渐增加剂量或联合用药，争取 3 个月内血压达标。

2）为了有效地防止靶器官损害（如心、脑、肾等），每天 24 小时内的血压应稳定于目标范围内，积极推荐使用一天给药一次而药效能持续 24 小时的长效药物。若使用中效或短效药，每天须用药 2～3 次。

3）为使降压效果增大而不增加不良反应，可以采用两种或多种不同作用机制的降压药联合治疗。实际治疗过程中 2 级以上高血压或高危患者要达到目标血压，常需要降压药联合治疗。

4）降压治疗应注重个体化治疗，根据患者具体情况选用更适合该患者的降压药。

（3）常用降压药的种类与选择：当前常用于降压的药物主要有以下五类，即：钙通道阻滞药（CCB）、血管紧张素转换酶抑制药（ACEI）、血管紧张素 II 受体拮抗药（ARB）、利尿药（噻嗪类）、β受体阻断药。以上 5 类降压药及固定低剂量复方制剂均可作为高血压初始或维持治疗的选择药物。此外还有 α 受体阻断药和其他降压药。根据国家基本药制度，基层降压药的选择应考虑安全有效、使用方便、价格合理和可持续利用的原则；考虑降低高血压患者血压水平比选择降压药的种类更重要。

（4）降压药物的选择：医生应对每一位患者进行个体化治疗，根据其具体情况选择初始治疗和维持治疗药物。首先要掌握药物治疗的禁忌证和适应证，根据病情和患者意愿选择适合该患者的药物；治疗中应定期随访患者，了解降压效果和不良反应。

1）CCB：多数二氢吡啶类钙通道阻滞药无绝对禁忌证，降压作用强，对糖脂代谢无不良影响；我国抗高血压临床试验的证据较多，均证实其可显著减少脑卒中事件；故推荐基层使用二氢吡啶类钙通道阻滞药。其适用于大多类型高血压，尤对老年高血压、单纯收缩期高血压、稳定性心绞痛、冠状或颈动脉粥样硬化、周围血管病患者适用。可单独使用或与其他4类降压药联合应用。对伴有心力衰竭或心动过速者应慎用二氢吡啶类钙通道阻滞药，对不稳定心绞痛者不用硝苯地平。少数患者可有头痛、踝部水肿、牙龈增生等副作用。

2）ACEI：降压作用明确，保护心、脑、肾等靶器官证据较多，对糖脂代谢无不良影响；适用于1～2级高血压，尤对高血压合并慢性心力衰竭、心肌梗死后、心功能不全、糖尿病肾病、非糖尿病肾病、代谢综合征、蛋白尿和微量清蛋白尿患者有益。可与小剂量噻嗪类利尿药或二氢吡啶类钙通道阻滞药合用。对双侧肾动脉狭窄、妊娠、高血钾者禁用，注意咳嗽等副作用，偶见血管神经性水肿。

3）ARB：降压作用明确，保护靶器官作用确切，对糖脂代谢无不良影响；适用于1～2级高血压，尤对高血压合并左室肥厚、心力衰竭、心房颤动预防、糖尿病肾病、代谢综合征、微量清蛋白尿、蛋白尿患者有益，也适用于ACEI引起的咳嗽患者。可与小剂量噻嗪类利尿药或二氢吡啶类钙通道阻滞药合用。对双侧肾动脉狭窄、妊娠、高血钾者禁用，偶见血管神经性水肿等不良反应。

4）利尿药：降压作用明确，小剂量噻嗪类利尿药适用于1级高血压，常规剂量噻嗪类利尿药适用于1～2级高血压或脑卒中2级预防，也是难治性高血压的基础药物之一。利尿药尤对老年高血压、心力衰竭患者有益。可与 ACEI、ARB、CCB 合用，但与 β 受体阻断药联合时注意对糖脂代谢的影响。慎用于有糖脂代谢异常者。大剂量利尿剂对血钾、尿酸及糖代谢可能有一定影响，要注意检查血钾、血糖及尿酸。

5）β 受体阻断药：降压作用明确，小剂量适用于伴心梗后、冠心病心绞痛或心率偏快的 1~2 级高血压。对心血管高危患者的猝死有预防作用。可与二氢吡啶类钙通道阻滞药合用。对哮喘、慢性阻塞性肺气肿、严重窦性心动过缓及房室传导阻滞患者禁用；慎用于糖耐量异常者或运动员。注意支气管痉挛、心动过缓等副作用；长期使用注意对糖脂代谢的影响。

6）α 受体阻断药：适用高血压伴前列腺增生患者，但直立性低血压者禁用，心力衰竭者慎用。开始用药应在入睡前，以防直立性低血压发生。使用中注意测量坐立位血压。

7）固定复方制剂：为常用的一类高血压治疗药物，其优点是使用方便，可改善治疗的依从性，应用时注意其相应组成成分的禁忌证或副作用。

（5）治疗药物的适应证和禁忌证

降压药的适应证和禁忌证

类　别	适应证	禁忌证	
		强制性	可能
利尿药（噻嗪类）	充血性心力衰竭，老年高血压单纯收缩期高血压	痛风	妊娠
利尿药（袢利尿药）	肾功能不全，充血性心力衰竭		
利尿药（抗醛固酮药）	充血性心力衰竭，心梗后	肾衰竭，高血钾	

类　别	适应证	禁忌证	
		强制性	可能
β受体阻断药	心绞痛，心梗后，快速心律失常，充血性心力衰竭，妊娠	2、3度房室传导阻滞，哮喘，慢性阻塞性肺病	周围血管病糖耐量减低经常运动者
钙通道阻滞药（二氢吡啶）	老年高血压，周围血管病，妊娠，单纯收缩期高血压，心绞痛，颈动脉粥样硬化		快速心律失常充血性心衰
钙通道阻滞药	心绞痛，颈动脉粥样硬化	2、3度房室传导阻滞	
（维拉帕米，地尔硫䓬）	室上性心动过速	充血性心力衰竭	
血管紧张素转换酶抑制药	充血性心力衰竭，心梗后	妊娠，高血钾	
	左室功能不全，非糖尿病肾病	双侧肾动脉狭窄	
	1型糖尿病肾病，蛋白尿		
血管紧张素Ⅱ受体拮抗药	2型糖尿病肾病，蛋白尿	妊娠，高血钾	
	糖尿病微量清蛋白尿，左室肥厚，ACEI所致咳嗽	双侧肾动脉狭窄	
α受体阻断药	前列腺增生，高血脂	体位性低血压	充血性心衰

201

4. 治疗相关危险因素　高血压患者常伴有多种危险因素，或并存着其他的临床疾患，因此在积极治疗高血压的同时，应根据患者的具体情况进行综合干预，包括干预有关危险因素和处理并存的临床疾患。尤其是高血压伴高胆固醇血症、冠心病、脑血管病、糖尿病患者应进行相关治疗。

（1）调脂治疗：高血压伴有血脂异常可增加心血管病发生危险，调脂治疗对高血压合并高胆固醇血症患者有一定益处；调脂治疗对中国冠心病的二级预防是明确有益的。

（2）抗血小板治疗：对于有心脏事件既往史或心血管高危患者，抗血小板治疗可降低脑卒中和心肌梗死的危险。

（3）血糖控制：高于正常的空腹血糖值或糖化血红蛋白（HbA1c）与心血管危险增高具有相关性。高血压伴糖尿病的心血管病风险增加。积极稳妥降压和降糖治疗是有益的。

附录 3　血压的测量

一、血压测量标准方法

1. 选择符合标准的水银柱式血压计或符合国际标准〔欧洲高血压学会（ESH）、英国高血压学会（BHS）和美国仪器协会（AAMI）〕及中国高血压联盟（CHL）认证的电子血压计进行测量。一般不提倡使用腕式或手指式电子血压计。

2. 袖带的大小适合患者的上臂臂围，至少覆盖上臂臂围的 2/3。

3. 被测量者测量前 1 小时内应避免进行剧烈运动、进食、喝含咖啡的饮料、吸烟、服用影响血压的药物；精神放松、排空膀胱；至少安静休息 5 分钟。

4. 被测量者应坐于有靠背的座椅上，裸露右上臂，上臂、袖带及血压计与心脏处同一水平。老年人、糖尿病患者及出现体位性低血压情况者，应加测站立位血压。

5. 将袖带紧贴缚在被测者上臂，袖带下缘应在肘弯上 2.5cm。用水银柱式血压计时将听诊器胸件置于肘窝肱动脉搏动明显处。

6. 快速充气，以每秒 2~3mmHg 速度缓慢放气。在放气过程中仔细听取柯氏音，观察柯氏音第 I 时相（第一音）和第 V 时相（消失音）。收缩压读数取柯氏音第 I 时相，舒张压读数取柯氏音第 V 时相。12 岁以下儿童、妊娠妇女、严重贫血、甲状腺功能亢进及柯氏音不消失者，以柯氏音第 IV 时相（变音）作为舒张压读数。

7. 确定血压读数：所有读数均应以水银柱凸面的顶端为准；读

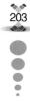

数应取偶数（0、2、4、6、8），医疗记录中血压尾数（0，2，4，6，8）的分布应均匀，建议分别占20%±10%以内，切不可仅记录尾数为0的血压数值（0偏好）。电子血压计以显示血压数据为准。

8. 应间隔1~2分钟重复测量，取2次读数平均值记录。如果收缩压或舒张压的2次读数相差5mmHg以上应再次测量，以3次读数平均值作为测量结果。

二、血压测量方式

血压测量有三种方式，即诊室血压、自测血压、动态血压。一般讲，诊室血压水平高于自测血压和动态血压24小时平均水平。自测血压水平接近动态血压24小时平均水平。

1. 诊室血压　指患者在医疗单位由医护人员测量的血压。目前主要用水银血压计。诊室血压测量方法见血压测量标准方法。目前，高血压诊断一般以诊室血压为准。

2. 自测血压　家庭自我测量血压简称自测血压，是指患者在诊室外的其他环境所测量的血压，一般指家庭自测血压。自测血压可获取日常生活状态下的血压信息，可帮助排除白大衣性高血压、检出隐蔽性高血压，对增强患者诊治的主动参与性、改善患者治疗依从性等方面具有优点，现已作为测量血压的方式之一。但对于精神焦虑或根据血压读数常自行改变治疗方案的患者，不建议自测血压。对新诊断的高血压，建议家庭自测血压连续7天，每天早晚各1次，每次测量3遍，去掉第一天血压值，仅计算后6天血压值，根据后6天血压平均值，为治疗决定提供参考。血压稳定后，建议每周固定一天自测血压，于早上起床后1小时，服降压药前测坐位血压。血压不稳定或未达标的，建议增加自测血压的频率。

推荐使用符合国际标准的（ESH、BHS和AAMI）上臂式全自动或半自动电子血压计。一般而言，自测血压值低于诊室血压值。正常上限参考值为 135/85mmHg。医护人员应指导患者自测血压，培训居民测压的方法和注意事项。

3. 动态血压　是指患者配戴动态血压监测仪记录的 24 小时血压。动态血压测量应使用符合国际标准（BHS、ESH 和 AAMI）的监测仪。动态血压的正常值推荐以下国内参考标准：24 小时平均值 <130/80mmHg，白昼平均值 < 135/85mmHg，夜间平均值 < 125/75mmHg。正常情况下，夜间血压均值比白昼血压值低 10%～15%。

动态血压监测在临床上可用于诊断白大衣性高血压、隐蔽性高血压、难治性高血压、发作性高血压或低血压，评估血压升高严重程度，但是目前主要仍用于临床研究，如评估预后、新药或治疗方案疗效等，不能取代诊室血压测量。动态血压测量时应注意以下问题：测量时间间隔应设定白天一般为每 30 分钟 1 次，夜间为 60 分钟 1 次。可根据需要而设定所需的时间间隔。指导患者日常活动，避免剧烈运动。测血压时患者上臂要保持伸展和静止状态。若首次检查由于伪迹较多而使读数>80% 的预期值，应再次测量。可根据 24 小时平均血压，日间血压或夜间血压进行临床决策参考，但倾向于应用 24 小时平均血压。一般情况是诊室所测血压水平高于自测血压和动态血压 24 小时平均水平；自测血压水平接近动态血压 24 小时平均水平。

重要提示：高血压病患者自测血压的目的是了解自己的血压水平，记录血压值供医生治疗参考，患者不可仅仅根据 1～2 次自测血压来随意改变治疗方案。

附录4　如何科学使用血压计

一、常用血压计种类

目前常用的血压计有三种。

1. 水银柱式血压计　在医院、诊所使用主要是这类血压计。这是需要经过训练的人员使用的、国际通用的血压测试的检查方法，测量的准确性和稳定性也比较高。

水银柱式血压计对于居家自测血压的患者而言，缺点是：其中的水银可能会泄漏，而且因为使用时需要配合听诊器来监听声音测量血压，对使用者的技术要求较高，如操作不规范，很容易使测得的血压产生误差。该类血压计需要定期校准。但是在医疗单位这就不是问题了。

一般的臂式血压计袖带使用范围为22～32厘米，上臂周长超过袖带适用范围时，血压测量值也可能不准确。对较肥胖者而言，可能需要配一个超宽袖带。儿童也有专门的袖带。

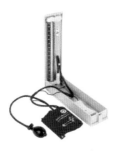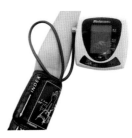

水银柱式血压计　　　　　手臂式电子血压计

2. 气压表式血压计　这种血压计体积小，携带方便，无水银泄漏的缺点。但是也是需要经过训练的人员使用的、进行测试的检查方法。随着血压计使用次数的增多，会因为弹簧性状改变而影响测量结果的准确性，血压计需要定期校准。

气压表式血压计也采用与水银注视血压计相同的臂式血压计袖带测量血压。

3. 电子血压计　电子血压计除了操作简便外，可以避免听力影响测量结果，一般使用半年至一年进行校对，以保证准确性。患者自测血压时，不能正确地使用水银汞柱的台式血压仪测量，建议使用手臂式电子血压计。

目前市售的电子血压计，分为手臂式、手腕式、指套式三种。按测量方式来划分，分为全自动和需要自己手动打气的半自动两种。电子血压计可以放进背包随身携带，全自动的只需按动 1～2 个按钮就可以从显示屏直接看到血压和脉搏次数的数字读数（注意这种方法测量的是每分钟脉搏的次数，在某些病理情况下，不一定和心跳次数完全一致，测量当时如果有心律不齐，如早搏或者房颤，读数可能会小于实际心跳次数）。一般要在安静状态下，最好平静休息 15 分钟后进行测量。

207

（1）手臂式：袖带绑缚在上臂的电子血压计，测量结果比其他方式更为接近医院使用的水银式血压计。一般的臂式电子血压计袖带使用范围为 22～32 厘米。避免电子血压计的误差，购买电子血压计时建议最好选择手臂式的。

（2）指套式：虽然便捷，但是与传统的水银柱式血压计测量差距太大。"指套式血压计""手表式血压计"，严格来讲，这些只是一种"指端脉搏压力"，与真实血压之间存在一定差距，为非医疗用品。

（3）腕式电子血压计：测得的数值，与水银柱式血压计测得的结果差异也较大。注意下列情况不适宜用腕式血压计测量：脉搏很弱；

血压过低或过高；肥胖者。

二、手臂式血压计测量血压注意事项（水银柱式、气压表式）

1. 检查血压计及听诊器　打开血压计，将血压计下方的扳头由"关"指向"开"，目光平视水银柱是否在零刻度处，观察水银柱管有无裂隙。用手握住袖带，给予充气，观察水银是否自行下降，是否有漏气现象。检查后将袖带内的气体放净，将血压计向右倾斜45度角，将"开"指向"关"，盖好血压计。

2. 测量血压动作　被测者取坐位或卧位，前臂自然伸直，位于心脏同一水平，打开血压计开关，将血压计置于与心脏同一水平上。将袖带平整地缠于上臂，袖带下方边缘距肘关节上两横指，松紧以放入两手指为宜。在肘窝摸到肱动脉搏动处，放好听诊器，关紧充气的旋钮，向袖带内匀速充气，充气到肱动脉搏动消失（听到最后一声搏动）后，再充气20~30mmHg，慢慢放开旋钮匀速以每秒2mmHg下降的速度放气。

3. 测量听诊　当听到第一声搏动时，水银柱顶端所指的刻度为收缩压。继续放开旋钮，直到搏动消失（最后一声搏动）或是搏动声突然转弱，水银柱顶端所指的刻度为舒张压。一次听不清楚，应将袖带取下，将气体放尽，休息1~2分钟后重新绑好袖带，再次充气测量。

4. 其他注意事项

（1）吸烟、饮浓茶、交谈、吃饭、沐浴等会影响血压值，应该在上述活动结束30分钟以后再测量血压。天冷时不能因为怕冷而不愿意脱衣服，卷起过多衣袖测量的血压值会偏低。

（2）每日测量血压的时间、测量部位、用固定的血压计，用于比较血压的变化时，以提高所测血压的准确性和前后可比较性。

（3）双侧上肢的血压可以有差异，但是不应超过 20mmHg。初次测量后应固定，根据较高一侧的数值作为血压读数。

（4）偏瘫者应在健康一侧上肢测量。初次测量后应固定根据较高一侧的数值作为血压读数。

（5）电子血压计的搏动传感器的敏感性可能造成测压误差，袖带绑缚时的位置，移动、摩擦、周围噪声、测量时说话、机械或电路故障，等均能影响其敏感性。

（6）如发现血压测不清或有疑问时应重新测量，测量前将袖带内气体放尽，使水银柱降至"0"位，休息 1~2 分钟再测。

（7）需连续测量时，应松开袖带使手臂休息 3 分钟左右，重新绑缚袖带后再进行测量。

5. 血压计的保养注意事项　医院用的血压计一般定期有相关的计量部门给予校准、保修。如果与医院的测量差距太大时，还是以医院的测量为准。但是血压的家庭自我测量有助于监测血压的变化，为医生及时、准确调整用药，增加治疗的依从性有帮助。希望大家能掌握正确的方法进行家庭自我测量，并且定期将血压计进行校准。

209

附录 5　按中文拼音排列药品索引

211

213

附录 6　按英文名称排列药品索引

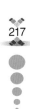